成人　老年　小児　母性　精神　在宅

臨床活用事例
でわかる
中範囲理論

刊行にあたり

　看護学生の皆さんが臨地実習で受け持つ患者さんや患児は，性別や年齢層を問わず，病気もさまざまです。場合によっては，健常者である妊婦さんを受け持つこともあります。どのような対象者であっても，対象者を深く理解するためには，心理的・社会的・行動的な側面をアセスメントする必要があります。そして，このようなアセスメントには，人間の心理的・社会的・行動的な側面に関する実践的で学術的な知識として，中範囲理論を学習することが必要です。中範囲理論は看護学生が学習するカリキュラムに含まれていると考えますが，わかりやすく十分に学習するためには，事例を通して理解することが重要です。

　既刊の中範囲理論の書籍は，1つの事例に対して1つの中範囲理論を活用しており，複数の中範囲理論を活用しているものは，これまでありませんでした。そこで本書では，看護学生の皆さんのお役に立ちたいと，1つの事例に複数の中範囲理論を活用することに挑戦しました。本書を参考にしていただくことで，看護学生の皆さんをはじめ，現場の看護師の皆さんにも中範囲理論の引き出しを幅広く持っていただくことができるでしょう。

　本書は，第1部の総論で中範囲理論をなぜ学ぶのかを簡潔に解説しています。第2部の各論は，成人看護学，老年看護学，小児看護学，母性看護学，精神看護学，在宅看護学の6つの専門分野枠組みで構成しています。成人看護学においては6事例を，在宅看護学では2事例を取り上げました。老年看護学，小児看護学，母性看護学，精神看護学では，各々1つの事例を取り上げました。各事例では，2つの中範囲理論を解説し，わかりやすく活用しています。本書で解説する中範囲理論は重複しないように企画しましたが，家族理論だけは老年看護学と在宅看護学の2つの分野で取り上げています。しかし，事例は異なるのでそれぞれ参考になるものと思います。

　本書で解説している中範囲理論を，臨地実習はもとより，看護実践や看護教育の場面で，看護学生の皆さんばかりでなく，現場の看護師の皆さんにも，大いに活用していただけることを執筆者一同，期待しています。仮に本書の内容に不備などがありましたら，監修者である黒田の責任です。読者諸氏の厳しいご指摘ご意見を気軽にお寄せいただければ幸いです。

　最後になりましたが，大橋康志氏，山田圭一氏，横山亜矢氏をはじめ日総研グループの編集者の方々には粘り強く着実な編集作業を行っていただきました。執筆者を代表し，この場を借りて深く御礼申し上げます。

2020年7月吉日

監修　黒田裕子

◆◆◆ 目次 ◆◆◆

4．母性看護学

5．精神看護学

6．在宅看護学

第1部
総論

なぜ，中範囲理論を学ぶのか

黒田裕子

　学生の皆さんは，家族や友人，そして近所の人やアルバイト先の人など，自分と馴染みのある人たちとは気軽に接し，自由に会話をしていると思います。しかし，社会的かつ公的な場である臨地実習に臨めば，過去に一度も接したことのない受け持ち患者さんと会って話をし，そしてまだ看護師の資格を持っていない看護学生として看護援助をする状況に直面します。学生の皆さんは，臨地実習の初日，受け持ち患者さんに挨拶に伺ったものの，緊張してしまい患者さんとコミュニケーションをとることに一苦労しているのではないでしょうか。そして，毎日受け持ち患者さんに接することに恐怖やストレスを抱えているかもしれません。それに加え，学内で学習した基礎的な学習内容を応用し，患者さんに対して看護過程を展開しなければなりません。看護過程を展開していくには，患者さんに関する医学的なデータをはじめ，行動に関するデータも必要とされるため，日々の継続的なコミュニケーションは欠かせません。

　おそらく，学内では架空の事例のデータをアセスメントして患者さんの全体像を描き，看護計画を立案していることでしょう。実際の看護援助の場面は学内シミュレーションで体験しているかもしれません。ところが，臨地実習では架空の事例ではなく実際の患者さんと直面し，何からどう始めて何をすればよいのかわからず，目の前が真っ暗になって戸惑い混乱することもあるのではないでしょうか。

　学生の皆さんがこのような状況に置かれているのではないかと考え，学生の皆さんのお役に立てればと本書を企画しました。

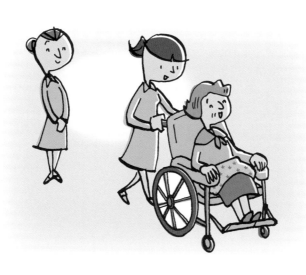

本書は，看護学の専門分野におけるさまざまな病気や状況の事例を取り上げ，その事例の患者さんを多面的により深く広範囲に理解するための理論を中範囲理論と称して解説することをねらいとしています。

　中範囲理論とは，臨床や施設の具体的な社会的状況で多様な人々や状況を理解するために活用することができる実践的な理論を指しています。抽象度の高い大理論と呼ばれる理論に比して，実際の臨床状況で活用することが可能な理論が中範囲理論なのです。

　私たち看護師は，人間の身体の解剖生理や疾病，治療などの医学的な側面を学習し，理解しなければなりません。同様に，人間の心理的・社会的・行動的な側面も学習し，理解しなければなりません。

　患者さんは病気体験をしていらっしゃいます。痛みや不快があるかもしれません。痛みで眠れず食事も十分に摂れていないかもしれません。病気と対峙し闘っているのはもちろんです。その一方で，心理的には不安を抱えていらっしゃるかもしれません。自分自身の評価である自尊感情やボディイメージが否定的な方向へと揺らいでいるかもしれません。社会的には仕事を休まざるを得ず，地位や役割が変化しているかもしれません。家庭内の役割が変わっているかもしれません。行動的には，ストレスフルな状況に脅威認知をしているかもしれません。こうしたストレスフルな状況でも，一生懸命に対処しているかもしれません。

　このような医学的以外の側面を，私たち看護師はしっかりとアセスメントしなくてはなりません。つまり，患者さんを多面的な視点ですべての行動をより深く理解しようとすればするほど，私たちには多次元的な知識が必要なのです。

　学生の皆さんが学内で学習しているカリキュラムには，解剖学，生理学，生化学，疾病学などの医学的な知識を学ぶ学科目，栄養学や薬理学などの医学関連の知識を学ぶ学科目，そして看護学の基礎および専門性を学ぶ学科目が含まれていると思います。

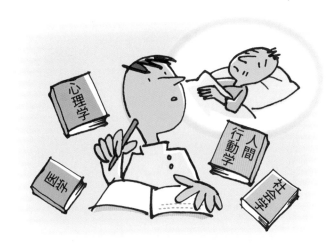

加えて，心理的・社会的・行動的な側面を学ぶ学科目も含まれているのではないでしょうか。中範囲理論は，このうち，心理的・社会的・行動的な側面を学ぶ学科目に含まれているものです。学内で学習している中範囲理論もあろうかと思いますが，本書ではできる限り数多くの中範囲理論を取り上げました。したがって，学内では学習していないような中範囲理論も広く取り扱っています。

　本書で取り扱っている中範囲理論は多岐にわたっています。それぞれの事例の状況にふさわしいと考えられる中範囲理論をわかりやすく解説しています。とりわけ本書では，2つ以上の複数の中範囲理論を1つの事例に展開することに特徴を持たせています。

　例えば，成人看護学の1つ目の事例では，28歳男性の腎不全の患者さんを取り上げています。ここでは1つ目の中範囲理論として，リチャード・ラザルス博士が説いている『ストレスの心理学：認知的評価と対処の研究』の著書からの内容を解説しています。2つ目の中範囲理論として，慢性疾患を理解するための枠組みを説いているアンセルム・ストラウス博士の『慢性疾患を生きる：ケアとクオリティ・ライフの接点』という著書からの内容を解説しています。前者の中範囲理論は，心理的ストレスと対処の理論であり，性別や年齢，疾患，状況を問わず，極めて広範囲にわたって活用することができます。後者の中範囲理論は，慢性疾患を体験している患者さんであれば，性別を問わずどのような年齢であろうと，どのような慢性疾患であろうと活用することができます。

　したがって，本書で解説している事例と中範囲理論は，本書で取り上げている事例の解説にとどまらず，学生の皆さんが臨地実習で出合うであろう多様な事例に広範囲に活用することができるはずです。本書ではそのほんの1つの例証を解説しているに

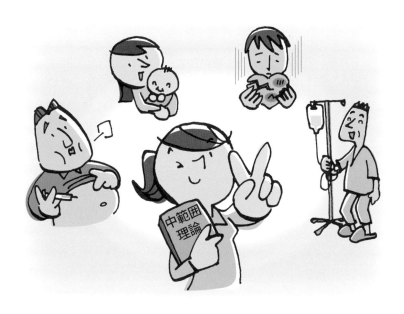

すぎませんので，学生の皆さんには自由に活用していただくことを期待しています。学生の皆さんが実際に患者さんに活用するにあたっては，本書の中範囲理論の詳細な解説を参考にしていただきたいと思います。

　最後に，本書で取り上げている中範囲理論と事例の概要を示した**表**をざっと紹介しておきましょう。

表 ◆ 本書で紹介する事例と中範囲理論の概要

	事例	中範囲理論とそれらの代表的な著者	
成人看護学	28歳，男性，慢性腎不全	心理的ストレス─対処理論	ラザルスら
		病みの軌跡理論	ストラウスら
	34歳，男性，外傷（右下肢不全轢断，頭蓋骨骨折，右上腕骨骨折）	危機理論	キャプランら
		レジリエンス	ラターら
	44歳，女性，くも膜下出血	悲嘆	ボーデンら
		不安	フロイトら
	59歳，男性，糖尿病	健康信念モデル	ローゼンストックら
		変容ステージモデル	プロチャスカら
	51歳，男性，右視床出血	障害受容理論	ライトら
		自己効力感	バンデューラら
	55歳，女性，乳がん	自己概念	ミードら
		ボディイメージ	遠藤ら
		自尊感情	藤崎ら
老年看護学	80歳，女性，認知症	対象喪失	フロイトら
		家族理論	新村ら
小児看護学	4歳10カ月，女児，喘息発作	認知発達論	ピアジェら
		アイデンティティ発達理論	エリクソン
母性看護学	40歳，女性，高齢初産婦	マスタリー理論	ジャネット・ヤンガーら
		アタッチメント理論	ボウルビィら
精神看護学	40歳，女性，統合失調症	対人関係論	ペプロウら
		セルフケア不足理論	オレムら
在宅看護学	78歳，男性，認知症	役割理論	タルコット・パーソンズら
		家族理論	鈴木和子ら
	70歳後半，男性，肺がん終末期	共感	トラベルビー
		ソーシャルサポート	ハウスら

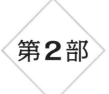

第2部　各論

1．成人看護学

2．老年看護学

3．小児看護学

4．母性看護学

5．精神看護学

6．在宅看護学

1. 成人看護学

❶ 慢性期の事例

黒田裕子

1. はじめに

　本章は慢性腎不全のAさんの事例に対して2つの中範囲理論，即ち，心理的ストレス―対処の理論と慢性病者および慢性病者の生活を理解するための病みの軌跡理論を活用してアセスメントすることで，私たち看護師が患者さんをより理論的に理解しようと試みます。心理的ストレス―対処の理論は，あらゆる分野の事例に活用できます。

　それではまず，広範囲に活用できる心理的ストレス―対処の理論を，主要な概念や考え方を基に説明します。その上で，Aさんの事例に対して活用していきます。

2. 心理的ストレス―対処の理論

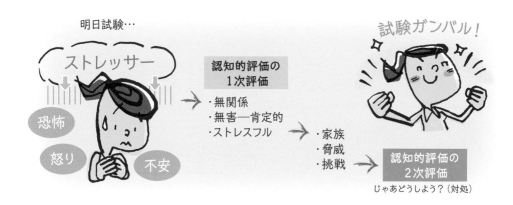

　学生の皆さんは，「明日の試験はストレスだよね」「ストレスが溜まっていらいらしちゃった」などなど，ストレスという言葉は日常茶飯事に使っていると思います。

　ストレスという言葉は，生理学的な意味合いがあることはご存じでしょうか。カナダの内分泌学者であるハンス・セリエ（Selye, H.）博士が生理学的なストレスの概念を学術的に説いています。セリエ博士は，患者さんを招いて行う毎回の臨床講義で，「毎回招いている患者の病気は異なるが，暗い表情や落ち込んでいるような行動は同じだ」ということからヒントを得て，患者さんに同じように観察される反応から，汎適応症候群と呼ぶ生理的反応と過程を見いだしました。セリエ博士をはじめとしてス

トレスの概念は，生理学，物理学，心理学などの広い分野で長い間，いろいろ論じられてきました。ここでは，心理学の分野においてストレス研究で世界にその名を知らしめたリチャード・ラザルス（Lazarus, R.）博士の「心理的ストレス—対処の理論」を解説していきます。

ラザルス博士は，1985年にストレスの心理学：認知的評価と対処の研究（Stress, appraisal, and coping）の著書を出版しました（Lazarus, & Folkman, 1985/本明寛，春木豊，織田正美，1991）。ここではこの著書の内容から重要な概念を解説していきます。

まずは，心理的ストレスです。

それまでは，ストレスは刺激である，あるいは，反応であると見なされていました。しかし，ラザルス博士は，関係，即ち，人間と環境の関係から生じるととらえました。これが**認知的評価**（cognitive appraisal）というこの理論の中心的な概念です。まず，**認知的評価の1次評価**です。

この**認知的評価の1次評価**とは，ある状況に置かれた人間が，その状況をどのように受け止めるのか，どのように評価するのかということです。前述したように，状況とその状況に置かれた個人の関係からストレスは発生すると考えました。そして，この受け止めや評価は画一的ではなく，個々人，皆異なると説かれています。

例えば学生の皆さんが，数名の友人と，ある大きな洞窟に出かけたとします。洞窟の奥の方の暗くなったところで，ある学生は怖いと受け止める一方で，ある学生は面白いととらえたり，またある学生は挑戦心いっぱいであったりします。人それぞれの受け止め方があると説かれているのです。

ラザルス博士は，この認知的評価の1次評価について3種類あると説いています。**1つは，無関係という受け止めであり，環境とのかかわりがその人の幸福にとって何の意味も持たない場合の受け止めです。もう1つは無害—肯定的です。この受け止めは，物事との出合いの結果が肯定的であると解釈される時，良好な状態を維持し強化するものであると思われる時の受け止めです。そして，3つ目はストレスフルという受け止めです。そして，ストレスフルには，さらに3つの種類があるとしています。即ち，①害—損失，②脅威，③挑戦の3つです。**

害—損失は，すでに自己評価や社会的評価に対する何らかの損害を受けているということです。**脅威**は，まだ起こってはいませんが，予想されるような害−喪失に関連し，恐怖，不安，怒りのような否定的な情動が特徴です。そして，**挑戦**は，出合った事態に特有の利得や成長の可能性に焦点が当てられ，熱意，興奮，陽気という快の情動を伴います。そして，ストレスフルな受け止めをした場合，この後のプロセス，**認知的評価の2次評価**へと移っていきます。しかし，無関係や無害—肯定的な受け止めの場合は，この後のプロセスに移る必要はありません。

認知的評価の２次評価とは，ストレスフルな受け止めの後，「じゃあ，どうしよう」というように，この後に引き続くと説かれている対処の選択肢から対処を選択する，ということです。先ほどの例で言えば，「明日の試験はストレスだよね」と，明日試験であるという状況に置かれたあなたは，ストレスフルな受け止めをしたと仮定します。「じゃあ，どうしよう」と，①とにかく一生懸命勉強する，②頑張ってもどうせだめだから，何も考えないで寝る，③友人とカラオケにでも行って気を紛らわせる，など考えられますよね。これら①〜③は，対処です。これらの対処から選ぶということが認知的評価の２次評価になります。

対処という概念は，ラザルス博士の理論の中でも主要な概念です。対処は，

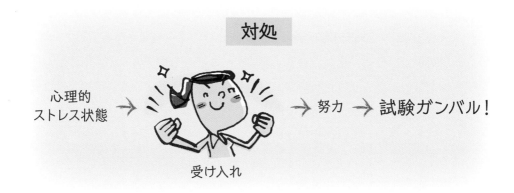

能力や技能を使い果たしてしまうと判断され，自分の力だけではどうすることもできないと見なされ得るような，特定の環境からの強制と自分自身の内部からの強制の両方あるいはいずれか一方を，適切に処理し統制していこうとしてなされる，絶えず変化していく認知的努力と行動による努力

というように，ちょっと難しいのですが，ラザルス博士は説いています。最後の下線の部分「絶えず変化していく認知的努力と行動による努力」は，わかりやすいと思います。そして対処はプロセスと考えられています。また，対処は努力であり，その人の特性ではありません。そして，このプロセスは絶えず変化し，特定の圧力や強制に対して起こるとされています。対処の結果はさまざまな葛藤を伴うともされています。

対処

心理的
ストレス状態　→　　　　　　　　→　努力　→　試験ガンバル！

受け入れ

さらに，対処は，単なる自動的な適応行動とは異なっています。心理的ストレス状態に対してのみ行われるとされています。意識しないで行われる行動や思考作用によるものではなく，個人の努力を促します。対処は処理しようとしてなされる個人の努力であってそのような努力の結果ではありません。処理することはストレスをもたらす状況を最小限にとどめ，それらを回避し耐えることができるようにし，受け入れることができるようにすることなどによって行われるとされています。

この対処には，問題中心型対処と情動中心型対処があるとラザルス博士は説いています。

　問題中心型対処は，苦痛をもたらす厄介な問題を巧みに処理し変化させていくということです。つまり，問題の所在を明らかにしていくことに向けられた対処です。いくつかの解決策を当てはめてみたり，そのような解決策を用いることによってもたらされる損得を秤にかけてみたりします。

　先ほどの例で言えば，「①とにかく一生懸命勉強する」は，この問題中心型対処に該当します。そして問題中心型対処は，脅威に満ちた挑戦的な状況を自分の力で変えることができると評価された時に起こるとされています。

　一方，情動中心型対処は，厄介な問題に対する情動反応を調節するという対処です。例えば，回避，遠ざかる，注意をそらす，積極的な価値を見いだすなどがあります。先ほどの例で言えば，「②頑張ってもどうせだめだから，何も考えないで寝る」「③友人とカラオケにでも行って気を紛らわせる」は，この情動中心型対処に該当します。そしてこの情動中心型対処は，状況を自分の力では変えることができないと評価される時に，情動的な苦痛を低減するためになされるとされています。

　これらの問題中心型対処と情動中心型対処は，互いに促進したり抑制したりするとされています。

　さて，対処の結果，理論的には**適応的結果**へとたどり着きます。

　適応的結果には，短期の結果と長期の結果があります。**図1**に示したとおり，短期の結果には，**生理化学的変化**，**感情・情動の変化**が含まれます。そして，肯定的な方向への変化と否定的な方向への変化の両方が含まれます。一方，長期の結果には，

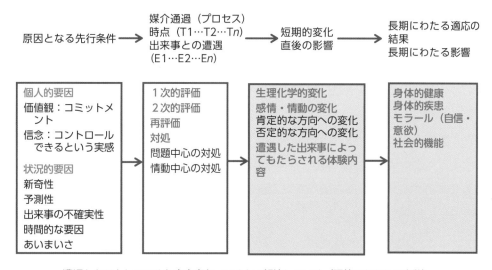

遭遇したストレスフルな出来事を一つひとつ解決していく（調節にかかわる変数）

図1◆心理ストレス―対処―適応に関する円環的枠組み

身体的健康，身体的疾患，モラール（自信・意欲），社会的機能が含まれ，これらも肯定的な方向への変化と否定的な方向への変化の両方が含まれます。ラザルス博士は，図1を円環的な枠組みと呼んでおり，このプロセスはフィードバックします。

最後に，認知的評価に影響し，先行要件とされている個人的要因と状況的要因を説明しておきます。個人的要因とは，年齢や性別など個人が兼ね備えているあらゆる要因を指していますが，ラザルス博士は，特にコミットメントと価値，信念を大きな要因としています。一方，状況的要因には，新奇性，予測性，出来事の不確実性，時間的な要因，あいまいさ，そして，ライフサイクルとストレスフルな出来事のタイミングが含まれます。

次に，慢性病および慢性病者の生活の理解に焦点を当てた病みの軌跡理論の解説に移ります。

3. 病みの軌跡理論

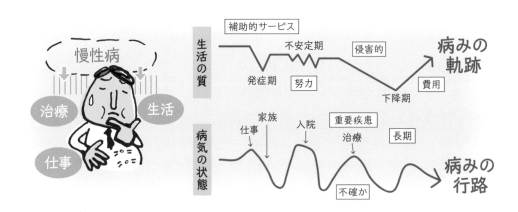

病みの軌跡理論は，アメリカの社会学者アンセルム・ストラウス（Strauss, A. L.）博士とカリフォルニア大学サンフランシスコ校の看護研究者および大学院生らを中心として，30年にわたる一連の調査研究から生み出されました。

この理論は，慢性病という特定した領域に関する具体理論であり中範囲理論です。病みの軌跡理論とは，1970年代の痛みや慢性病の研究を基に，「慢性状況を生きるということはどのようなことか」という問いに対して，多元的な視点から包括的にその現象を理解するために生み出された理論です。それに先がけて，ストラウス博士は，『慢性疾患を生きる：ケアとクオリティ・ライフの接点（Chronic illness and the quality of life)』という著書の中で，慢性病の7つの特徴と8つの鍵問題を明らかにし，キュアから生活の質を維持するケアへの転換の重要性を説いています。(Strauss, Cobbin, Fagerhaugh, Glaser, & Maines, et al., 1984/南裕子，木下康仁，野嶋佐由美，1987)。ストラウス博士はこの著書の中で，慢性病を理解するための7つ

表1 ◆ 慢性病を理解するための7つの視点

1. 慢性病は，本質的に長期である
2. 慢性病は，いろいろな意味で不確かである
3. 慢性病は，一時的緩和を得るのにも，比較的多大な努力が必要である
4. 慢性病は，重複疾患である
5. 慢性病は，患者の生活にとって，きわめて侵害的である
6. 慢性病は，多様な補助的サービスを必要としている
7. 慢性病は，費用がかかる

表2 ◆ 8つの鍵となる慢性病を生きる上での問題点

1. 医学的危機の予防，およびいったん発生すればその管理
2. 症状の管理
3. 処方された療養法を実践すること，および実践することに当たって生じる問題の管理
4. 他の人々との付き合いが少なくなるために生じる社会的疎外の予防もしくは我慢
5. 病気の過程で生じる変化への適応
6. 他の人々との付き合いにしても，生活の有り様にしても，常態化しようとする努力
7. 完全に失業したとしても，または一部分失業したとしても，治療費や生活費を支払うための財源
8. かかわりのある人に，結婚上の，または家族的で心理的な問題に直面させる

の視点を説いています。これを**表1**に示しました。

　ストラウス博士は，このような慢性病の問題点を踏まえ，8つの鍵となる慢性病を生きる上での問題点を説いています。これを**表2**に示しました。ここでは，これら8つについて説明しておきます。

　1つ目は，医学的危機の予防，およびいったん発生すればその管理です。

　医学的危機とは，心臓疾患や脳梗塞，気管支喘息の患者さんの再発作や糖尿病の患者さんの昏睡などの場合の医学的な処置を必要とするような状態に陥った場合を指します。医学的危機を予防するために施設内で知識や技術の教育・指導が必要となります。治療を要する状態になった場合には，施設に医療を委ねることになります。したがって，慢性病者は危機状態を可能な限り未然に防ぎ，いざ起こった時の被害を最小限にとどめるため，慢性病を抱える患者さんとその家族は危機状態を管理できるような日常生活を組織しなければなりません。

　2つ目は，症状の管理です。

　慢性病の場合，症状の自覚のないまま経過し，機能障害の部位や程度を拡大させることがよくあります。その結果，機能障害の悪化や合併症を引き起こすこともあります。完治することのない慢性疾患において，症状の管理は患者さんや家族にとって最も重要な課題です。

　第3に，処方された療養法を実践すること，および実践することに当たって生じる問題の管理です。

　一生，疾患と共に生きていかなくてはいけない慢性病者にとって，最重要課題は療養法を実践することです。慢性病者の療養法実践に当たり，困難にしているものは何かを知ることは重要です。実践できないことからセルフケアが低下し，どのような影

響を慢性病者や家族の身体・社会・精神面に及ぼしているかをアセスメントすることも大切です。

施設内で上手に管理が行えても，退院後の生活の場である家庭での管理に破綻を来すようでは意味がありません。在宅ケアでは患者さん一人ひとりの生活に合った管理や療養法を，施設内とは別に改めて教育・指導していく必要があり，そのためにも多岐にわたる情報を意図的に収集することが重要です。

第4に，他の人々との付き合いが少なくなるために生じる社会的疎外の予防もしくは我慢です。

慢性病者は，生活管理をきちんと行っていることで，社会的な関係，つまり職場や近隣住民との人間関係が疎遠になります。「自分は病気なのだから，付き合いが少なくなるのは仕方がない」と我慢を強いられるのです。また，周囲の人々が慢性病者を避けるようなこともあります。このようなことは，慢性病者の心に大きな疎外感を招くことになります。

病状が悪化している場合には，疎外感はさらに増加します。看護師は症状の管理に目を配りながら，慢性病者が社会関係に対してどのように考えているかを知ること，そして周囲の人々の理解と協力を求める働きかけも必要です。

第5に，病気の過程で生じる変化への適応です。

慢性病者が疾患と共に生きていく上では，いろいろな困難が予想されます。そのために，身体・社会・精神面において多くの変化を強いられます。例えば，腎不全患者が透析導入によりそれまでの仕事を続けられなくなり転職を余儀なくされることなどがあります。慢性病者は，たとえ病気が寛解したとしても，定期的な外来通院や生活管理は否応なしに強いられます。慢性病者は，一生涯病気と付き合っていかなくてはなりません。看護師は，病気の過程で生じる変化について慢性病者から情報を集め，今後起こり得る変化を予測し，患者が変化に対してスムーズに適応できるように，援助する必要があります。

第6に，他の人々との付き合いにしても，生活の有り様にしても，常態化しようとする努力です。

慢性病者は，正常な生活や社会関係を保持するために，外観上は普通の生活をしているふりをしなくてはなりません。症状や療養法，社会的対応などによって，慢性病者の生活は大きな影響を受けますが，普通を装うことには変わりはありません。退院して施設から在宅や地域社会に戻った時に，生活の常態化は患者にとって重要な問題になります。

看護師は，患者さんのこのような努力を理解し援助していく必要がありますが，家族や周囲の人々の援助も得るように努めなくてはなりません。慢性病者は，このような生活の常態化の努力を通して，自分の病気や機能障害を受け入れることになるのです。

第7に，完全に失業したとしても，または一部分失業したとしても，治療費や生活費を支払うための財源です。

慢性病者やその家族が生涯にわたって病気と共に生きていくことは，経済的にも大きな負担です。健康保険を使えるとしても，生涯続く治療費は慢性病者にとって大きな負担です。財源確保は大きな障壁になるだろうと推測できます。昨今，在宅における酸素療法や人工呼吸器，中心静脈栄養など，在宅ケアが可能になる慢性病者が増加しています。このような場合は，メディカルソーシャルワーカーなどの福祉専門家や社会的な資源に財源を含め相談し，支援してもらう必要があると考えます。

最後の第8に，かかわりのある人に，結婚上の，または家族的で心理的な問題に直面させることです。

家族の理解と協力がなければ，慢性病者は慢性病と共に生きていくことは無理だと考えられます。慢性病者とその家族が力を合わせて疾患と共に生きていくには，その家族関係の質，絆の深さ，コミュニケーション能力などが問われます。看護師は，両者が療養生活を過ごしていく中で，より良い家族関係を築いていけるように援助する必要があります。

ストラウス博士らは，このような慢性病者が，慢性病を生きるという現象を「病気の不確かさを管理するために慢性病者とその家族，そして医療者らの行為が相互に作用する複雑なプロセス」として説明するために，病みの軌跡として理論化しました。病みの軌跡理論は，"軌跡"と"仕事"という2つの中心概念から構成され，両者はさらにそれぞれ複数の主要概念を持っています。

この軌跡理論の枠組みは，慢性病者のケア実践や教育・研究の方向づけとなる看護モデルを導き出す時の概念的な基盤となるものです。その目的は，病気の慢性的状態がもたらす問題の多様性・多面性・複雑性を考慮した総合的なものを目指すことにあります。

この軌跡理論の目的は，

1．病気の慢性的状態に特有の問題についての洞察と理解を得る
2．病気の慢性的状態に関する現在の多くの文献を統合する
3．実践・教育・研究・政策決定の指針となるような看護モデルの確立を方向づける

というものでした。

"軌跡"という概念は，病気の医学的な進行のみならず，それに関与する慢性病者とその家族，医療者によってなされる仕事の全体的な組織や，関与している人々への病気のインパクトが，多次元的・連続的に相互作用することによって方向づけられるプロセスを説明するための統合的概念です。

表3 ◆ 軌跡の局面

軌跡の局面	定義
前軌跡期	病みの行路が始まる前の，微候や症状が全くない予防的局面
軌跡発症期	微候や症状がみられる，診断期間が含まれる
クライシス期	救命治療を要する，生命が脅かされている状態
急性期	病気や合併症が活動期にあり，その管理のために入院が必要な状況
安定期	病みの行路と症状が療養法によってコントロールされている状況
不安定期	病みの行路と症状が療養法によってコントロールされていないが，入院は必要としない状況
下降期	障害や病状の増大に特徴づけられる身体的・精神的状態の衰退が進行すること
臨死期	死に至るまで，あと数週間，数日，数時間という状況

　病気の慢性的状態は，長い時間をかけて多様に変化していく一つの行路（course）を示します。ここで，"軌跡（trajectory）"と"病みの行路"は区別されています。病みの行路とは，病気の進行や展開するコースを意味しています。したがって，ある程度方向を定めたり管理したりすることが可能です。一方，軌跡は，病気の展開だけではなく，関与する人々の行う仕事とそれらの相互作用によって方向づけられるコースであることを意味しています。

　軌跡は複数の行為者が相互作用することによって方向づけられるため，軌跡を完全に予想したり管理することはできません。つまり，常に偶発性が存在するということです。それだけに，方向づけのためには患者さん・家族・保健医療専門職者が共に努力する必要があります。また，起こり得る結果を推論し，あらゆる症状を管理し，随伴する障害に対応することが求められます。

　軌跡には，慢性病者が経験する病気の身体的・心理社会的反応に一致するような急性，回復，安定，不安定，下降などのさまざまな局面があります。これを**軌跡の局面**と呼びます。**表3**にこれらを示しました。

　この軌跡の管理とは，ある程度の将来の見通しとそれに基づく計画が必要となります。病みの行路の将来とそれに伴う仕事を予想することを，**"軌跡の予想"**と呼んでいます。看護師は，慢性病者と家族がどのように軌跡を予想しているのか，また主治医の軌跡の予想とどのようなずれがあるのかを知る必要があり，慢性病者の生活の質を維持するための個別性を尊重した看護計画を立案し，介入の焦点を定めるために重要です。

　このような軌跡の予想に基づき，望まれた軌跡を方向づけるためのケアの全体計画を**"軌跡の全体計画"**と言います。主治医は病気や症状の管理を最優先して全体計画を立てます。慢性病者と家族は，治療や仕事を選定する際の生活史的意味を考慮して全体計画を立てます。病みの行路や症状への効果だけではなく，自分たちの生活や人

生へのインパクトを評価して全体計画を立てるのです。このような軌跡の予想および全体計画は，局面の変化が認知されるたびに修正が必要です。

　次に，軌跡の管理に必要な３つの仕事，即ち，①病気の仕事，②生活史的仕事，③日常生活活動の仕事を解説します。

　①病気の仕事とは，療養法，危機の予防と操縦，症状の管理，診断に関する課題への対処を指します。②生活史的仕事とは，ａ．病いを生活史に文脈化する，ｂ．限界のある身体や活動と折り合いをつける，ｃ．アイデンティティを再構成する，ｄ．生活史に新たな方向性を持つという４つのプロセスを経て行う，言わば病気の受容に至るまでの認知的・情緒的な仕事のことです。**生活史的仕事は基本的には生活史の振り返り，維持，補修，変更の４種類を含んでいますが，その内容は個人の生活史によって多様です。この仕事は，ライフステージ，自己の個性的な側面の喪失，衰えた身体に伴う制約の中での新しい生活様式を学ぶ能力やさまざまな喪失と折り合いをつける能力などの状況と密接に関連しているとされています。**

　③日常生活活動の仕事とは，１日の家庭生活を維持するための課題，例えば家事，職業，婚姻，子どもの養育，レクリエーション，食事などの活動は日常生活活動の仕事とされています。

　これら３つの仕事は相互に作用し合っていて，その"相互の影響"は，軌跡全体の方向性やコントロールに大きな影響を及ぼすとされています。これらの仕事は，位置づけられた局面ないし局面移行によって，また軌跡の予想や計画の目標に応じて巧みに操られています。このような仕事の実行は，**さまざまな資源（人的資源，時間，お金）の発見，利用，維持，仕事の分配の交渉，維持，共同計画への動機づけを相互に持続させること，多くの課題を調整・組織化すること，**という４つのプロセスに集約することができます。

　さて，このような病みの軌跡理論を活用して，慢性病者固有のQOLをいかに維持するかという視点が重要です。慢性病は家庭での管理が大半を占めることから，病みの軌跡理論は慢性病者や家族の主体的・積極的な管理によって軌跡を方向づけることが可能になる，という前提を持っているからです。したがって，軌跡の管理において医療者は，慢性病者や家族が軌跡を主体的・積極的に方向づけるのを支援する役割を担っています。ただし，方向づけを促進するだけではなく，阻害する影響力としてもとらえることができるので，注意しなくてはなりません。

　この理論が強調していることは，慢性病の症状や療養法は，慢性病者や家族の生活にさまざまな次元で影響を及ぼすということです。その結果生じた生活上の変化は，慢性病者の病気を管理する能力自体にも影響を及ぼすので，この両者は連続的・らせん的関係にあります。慢性病者が病みの軌跡をいかに管理するかは，いかなる生活および人生を送るかということ，すなわち，慢性病者固有の生活の質（QOL）をいか

に維持するかということでもあり，医療者は慢性病者と家族の生き方への支援に焦点を当てることが求められているのです。

それでは，これらの中範囲理論を活用する事例を紹介します。

事例紹介では，まずプロフィールを説明します。その上で，現在までに至る病気の経過と現時点の治療について説明すると共に現時点の全体像を説明します。

4. 事例の紹介

◆プロフィール

Aさんは，28歳の独身男性です。公務員の父親（58歳）と専業主婦の母親（54歳）との3人暮らしです。

某薬学部の大学院卒業後，母校の研究室で実験助手をしていましたが，27歳の時に教授の勧めで製薬会社の研究所に勤務することになり，現在に至っています。

◆現在までに至る病気の経過

18歳の時に慢性糸球体腎炎と診断されました。21歳になっても高血圧が持続していたために，腎炎による若年性高血圧症と診断され，降圧剤の内服を開始しました。24歳の時に，腎機能低下のために入院しましたが，免疫療法に効果が出ず，さらに27歳7月より悪心出現，食欲低下，血清クレアチニン4.0mg/dL，BUN48mg/dLと上昇したために，人工透析を受けることになりました。

28歳になった現在，血清クレアチニン8.0mg/dLとなり内シャント造設術が施行されました。同年8月には血清クレアチニン13.8mg/dLに上昇，ヘマトクリット値18%に低下，食事が摂れなくなり人工透析を開始しました。食事は，タンパク質60g，総カロリー2000kcal，食塩3g，カリウム制限です。

◆現在の治療

現在は週2回，1回4時間の人工血液透析を受けているほかに，食事療法と薬物療法で社会生活を維持しています。

◆現時点の全体像

慢性腎不全のために腎機能低下が激しく，現在は週2回の人工血液透析，食事療法，薬物療法によって腎臓からの老廃物を排泄しています。内シャントを造設して社会生活を維持していることから易感染状態にありますが，今のところ身体的な安楽は保持できています。人工血液透析を継続していくため，今後は身体の不快感が出現することも予測されます。

しかし，激しい運動を避けて規則正しい生活をしており，活動と休息のバランスもとれています。また，自分の病気を管理するために療養法の必要性を十分理解した上で，上司や母親の支援を受けながら健康管理を順守できています。

週2回の人工血液透析を受けながらも，お世話になった教授の勧めで身体的に楽な仕事に就き，社会的な地位を得，役割も持っています。家族関係も良好で，母親から食事療法の支援を受けています。

このように，療養法を順守しなければならないことなどのストレスがあるほかに，予後や今後の人生に対する不安があるようですが，効果的な対処が今のところは行われていると推測できます。しかし，自分の身体には自信がなく，大変な病気であり機械なしでは生きられない身体であると受け止めています。身体に対する自信のなさからも，自尊感情は高くはありません。さらに，自分を障害者として悪いイメージで受け止めていると推測され，身体的ハンディを抱えて生きていくことに不安を持ちながらも，両親に甘えず，独立した人生設計を確立するために前向きに生きていこうとしています。

さらに，Aさんの過去から現在に至る気持ちが表されている面談内容を**表4**に示しました。**表5**にはAさんの現在の日常生活も示しておきます。

5. 事例のアセスメント： 心理的ストレス―対処の理論を活用する

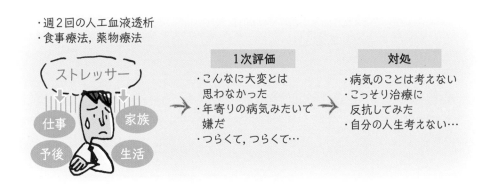

さて，それではAさんの事例についてアセスメントしていきましょう。Aさんは18歳という若さで発症し，現在は慢性腎不全と診断された慢性病者です。慢性病は，いったん罹患すれば，一生涯病気と共に生きていかなければなりません。医師にインフォームドコンセントされていても，自分のものとして付き合っていくまでには，相当の混乱や困難があっただろうと推測できます。

最初に解説した心理的ストレス―対処の理論は，このような，乗り越えることがストレスフルだと推測されるような事例にふさわしい中範囲理論だと考えます。Aさんのような成人期だけではなく，物心がつく小児期から後期高齢者になるまでの時期にある患者さん，また，どのような病気であろうと，急性期であろうと慢性期であろうと，

23

表4 ◆ Aさんと面談した内容

　　初めに腎炎と診断された時には，**こんなに大変な病気とは思わなかった**んです。症状もなかったから，ぴんとこなかった。もともと病気がちだったから外で遊ぶことも少なくて，スポーツは本当に苦手なんです。夜は早く寝る方だったし，いつ体調を崩すか分からないから勉強はこつこつやる癖ができてたんですよ。

　でも大学に入ったころは，夜の付き合いが悪いとか，優等生とか見られるのが嫌で，結構つくろってたこともあったなあ。血圧の薬を飲むようになった時も，**なんか年寄りの病気みたいで嫌だな**と思ったけど，朝1回飲むだけだから友人に知られることもないしね。学生だから通院には困らなかった。ただ，実験が増えてからは担当の教授には相談して，特に卒業研究の時には，随分考慮してもらいました。その上就職まで世話してもらって，本当に感謝しているんです。

　あと，2人の友人にも病気のことを話してとても助けられました。実は僕「落研（落語研究会）」なんです。友人に誘われて何となく入ったんだけど，気がついたらその時間が**気分的に最も楽**なんでね。

　やっぱりいろいろあったからね。食事療法を始めた時には，**つらくて，つらくて，どうしてこんなに我慢しなきゃいけないんだ**とイライラしておふくろに当たったりもしたんだけど。そうするとおふくろは，「こんな病気の子に生んだのは私のせいだ」って泣くから家中泥沼に沈んじゃう。おふくろは必死で減塩食を作って自分も塩断ちしていました。

　だから，**病気のことは考えないようにするしかないなんて，だんだんあきらめて**。先のこと考え出すと真っ暗だし。こっそりラーメンの汁飲んだり，薬飲まなかったりしてささやかな反抗をしたこともあったけど，すぐむくむからどうしようもない。

　大学に残ったから環境はあんまり変わらなかったし，親のすねかじりしている友人も結構いたから**あまりみじめにはならなかった**んだけど。でも，就職を紹介された時には，かなり迷いましたね。**自分の人生考えないようにしてた**し，身体には全然自信がなかったから。その時，おやじが，「親はいつまでも元気だと思うな」って言って。その一言はこたえたんですよ。甘えていたんだなと思い知らされて，職場はまだ入ったばかりだから緊張の日々ですよ。でも，安い給料だけど一応社会人になったんだと少し肩身の狭い思いが薄らいできたし，所長が事情を知っているから時間的にも考えてくれてるので頑張れるかなあと思う。職場の人にも話さないわけにいかなくて伝えてあるみたいだけど…。

　腎不全で透析が必要と言われた時は，来るべき時が来たとショックでしたが，そんな思いをしていた後だったので案外早く気持ちが決まったんです。**透析をしている患者さんから体験談を聞く機会も**あって，「むしろ透析をすることで体調が良くなり元気で仕事ができる。結婚もできるよ，将来に希望を持たなきゃ」って話してくれたんです。

　そんなわけで**一応覚悟はできている**んだけど，やっぱり透析やってみたら身体が慣れないせいか，気分が悪くて，頭はズキズキするし，めまいはするし，**大丈夫かなあ…**。それに機械につながれているという感覚が嫌だなあ。自分が機械人間になったみたいで，**機械なしじゃ生きられないなんて情けない**ですね。障害者手帳も1級になって，障害者って言葉，なんか感じ悪いイメージですよね。本物の機械人間なら，おなかをバカっと開けて生きのいい腎臓と取り替えられるのに，おふくろが移植するって騒いだ時に，人のものもらってまで生きるなんてと，**嫌な気分だったけど，複雑ですよ。これからが大変なんだなあ**というのが実感です。

（青色は，認知的評価の1次評価に該当すると考えられます，**赤色は対処**に該当すると考えられます）

表5 ◆ Aさんの現在の日常生活

平日：7時に起床し，朝食後（減塩パン，ジャム類，ジュースなど），8時30分に自家用車で20分
　　　かけて出勤。9時から17時までの勤務。ほとんどがデスクワークである。部下の事務員が1
　　　人。

透析…約4時間。16時から20時。透析が開始された後は，週2回は15時に早退。近いうちにフレッ
　　　クスタイム制度を導入予定。週休2日制であるが，Aさんは隔週で土曜日勤務。昼食は弁当持
　　　参（母親が調理）。食事療法に慣れたら食品交換し，外食に切り替えていく予定である。

18時30分〜19時：夕食（最近は油料理が増えている。減塩には慣れているが，カロリーを摂取す
　　　るのに甘い味付けやおやつが多く，やや苦手である）。
　　　　　　　　　透析日は病院で食べる。

20時〜23時：入浴ほか（入浴はぬるめの湯を好む。テレビを見たり落語を聞いたりしている。時々
　　　仕事を自宅でする）

23時〜23時30分：就寝

休日：読書，テレビを見て過ごすことが多い。時々日帰りでドライブに出かけるが，いずれ宿泊旅行
　　　をしたいと考えている。

その他：喫煙はしない，アルコールもビール1杯程度，職場の付き合いで飲み会に出かけることも多
　　　いが，最近カラオケに行くのが楽しみになっている。

そして健常な人々であっても十分に活用することができる中範囲理論です。

　健常であれば思いっきり青春を謳歌する時期に慢性病に罹患してしまったAさんは
ストレスの多い体験を強いられてきたことでしょう。このような事例の場合，心理的
ストレス―対処の理論を活用することは適切だと考えます。

　ちょっと具体的に見てみましょう。

　Aさんは当初，「こんなに大変な病気だとは思わなかった」「**なんか年寄りの病気み
たいで嫌だ**」とあるように，ストレスフルな受け止めの「害―損失」，つまり，「すで
に自己評価や社会的評価に対する何らかの損害を受けている」と推測できます。その
後，両親を中心として友人や教授にサポートを受けながら，対処を繰り返し，適応的
な結果，肯定的な結果や否定的な結果を獲得しています。

　28歳の現時点は，ストレスフルな受け止めの「**脅威**」，つまり，「まだ起こっては
いないが，予想されるような害―喪失に関連し，恐怖，不安，怒りのような否定的な
情動が特徴」と推測できます。対処は**表3**に示したAさんの日常生活を見れば理解で
きます。Aさんは透析導入後の身体的苦痛を抱えながら，今後に不安を抱いています。

　しかし，母親をはじめとして，職場の上司や部下，同僚，友人にサポートを得，

●身体に無理のない勤務条件にしてもらい，社会的役割を担うことで自己実現をする
　（問題中心型対処）

●仕事に支障が出ない範囲内で勤務調整をしてもらい，透析治療を受けられるように
　する（問題中心型対処）

●ドライブやカラオケで気晴らしをする（情動中心型対処）

というように積極的に対処しています。そして，肯定的な変化の方向で適応的な結果へと向かっていると推測します。

　現在のところ，今後に不安はありながらも心身共にある程度安定し，透析治療を受けながら，一定の社会的役割を担っていると考えられます。

6. 事例のアセスメント： 病みの軌跡理論を活用する

　先述したとおり，Ａさんは慢性病者です。ストラウス博士は慢性病や慢性病者の生活を社会学者の視点で長年にわたって研究し，病みの軌跡理論を生み出しています。この中範囲理論は，一般に慢性病者の生活や生活史を理解するためには欠かせません。軌跡の予想のところで解説したように，Ａさんの現時点までの病みの軌跡だけではなく，今後のＡさんの軌跡の予想を看護師として行い，Ａさんと話し合いながら，Ａさんの生活史を生活の質を高める方向へと共に歩んでいくことが大切であると考えます。

　学生の皆さんは実習で慢性病者を受け持つ機会が多いのではないでしょうか。目の前にいる患者さんには，前述したとおり，病みの軌跡と病みの行路があります。患者さんは，病気を管理するためだけに生きてきたわけではありません。家族や社会の中で歩んできた長く苦しい生活があるのです。

　Ａさんの場合で言えば，**図2**に示したような病みの軌跡と病みの行路がありました。このように受け持った患者さんの過去から現在にわたる病みの軌跡と病みの行路を知ることで，患者さんをより深く理解することができるのではないでしょうか。しかし，病みの軌跡と病みの行路を描くためには，Ａさんの面談で示したような，病気の受け止めやその時の正直な気持ち，さらに友人や家族，職場のことなど，詳細なデータが必要です。患者さんと親密な人間関係を構築していないと話を聞くことは難しいかもしれません。身近な会話から始めてみてください。患者さんは自分の病気のことを知ってもらいたい，誰かに話したいと思っているはずです。学生の皆さんの受容的で傾聴的に，患者さんの話を聞く姿勢は，きっと患者さんに伝わるはずです。

　学生の皆さんが描く患者さんの病みの軌跡と病みの行路に基づいて話し合いながら，今後の患者さんの総合的な軌跡の予想を行い，日頃のコミュニケーションによる励ましはもとより，退院指導に生かすこともできるはずです。

　本項は，Ａさんの事例に生かせる中範囲理論として，心理的ストレス―対処理論と病みの軌跡を活用しましたが，ほかにもセルフケア理論，障害の受容過程理論，病気の不確かさ理論なども活用できます。ここに示した詳細なデータを使って挑戦してみてください。

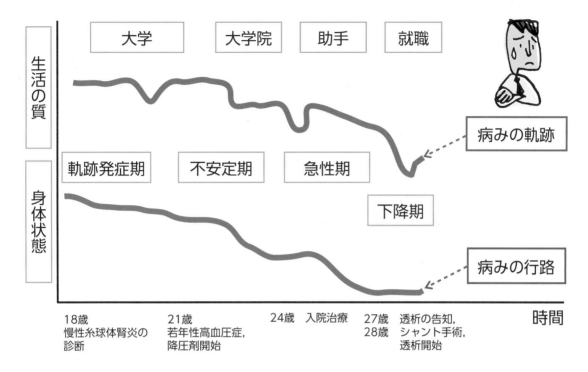

図2 ◆ Aさんの病みの軌跡，病みの行路の模式図

7. おわりに

　本項では，2つの中範囲理論，即ち，心理的ストレス―対処の理論と病みの軌跡理論を解説しました。また，慢性腎不全のAさんの事例を紹介しました。その上で，Aさんの事例を全体的に解釈することで，適切だと考えた2つの中範囲理論を活用し，私たち看護師が患者さんをより理論的な視点から理解し，援助しようと試みました。

　学生の皆さん，ぜひとも挑戦してみてください。

文献

Lazarus, R., & Folkman, S.（1985）／本明寛，春木豊，織田正美.（1991）. ストレスの心理学 認知的評価と対処の研究，実務教育出版.

Strauss, A. L., Cob. 東京：bin, J., Fagerhaugh, S., Glaser, B. G., & Maines, D. et al.（1984）／南裕子，木下康仁，野嶋佐由美.（1987）. 慢性疾患を生きる：ケアとクオリティ・ライフの接点. 東京：医学書院.

Woog, P., et al.（1992）／黒江ゆり子，市橋恵子，宝田穂.（1995）. 慢性疾患の病みの軌跡：コービンとストラウスによる看護モデル. 東京：医学書院.

❷ 超急性期の事例

榊　由里

1. はじめに

　本章では，突然の交通外傷によって右下肢切断を余儀なくされたＡさんの事例に対して，2つの中範囲理論，「危機理論」と「レジリエンス論」を適用して考えます。これらの理論は，事例をアセスメントしそこから適切な看護実践を導く拠り所となる，超急性期の看護にとても有用な理論と言えます。まず，2つの理論について説明し，その上でＡさんの事例に活用して看護実践を考えていきます。

2. 危機理論

　私たちは日常生活の中でも，「危機」という言葉を使っていると思います。「今月のお小遣いが危機的だ」「テスト勉強を何もやっていなくて危機」など，個人の状態に使うことがあるでしょう。それ以外にも，「経営危機」「食糧危機」など，組織や国家，自然環境の状態を表すのにも使われます。「大変なことになるかもしれない危うい時や場合，危険な状態」という，概して否定的な意味合いを多く含みますが，「古い価値観が崩壊し新たな局面へ蘇生を図ろうとする力が葛藤している転回の時」という肯定的な意味もあります。

　危機という考え方が理論として体系化されたのは，1960年代のアメリカにおいてと言われています。当時は，第2次世界大戦やベトナム戦争などの極限状態を経験した軍人たちの精神症状が大きな社会問題となっていました。このような社会背景から早急な対策が必要とされ，精神科医ジェラルド・キャプラン（Caplan, G.）博士が危機介入を推し進めました。キャプラン博士は，「危機とは，人が大切な人生の目標に向かうとき障害に直面したが，それが習慣的な問題解決の方法を用いても克服できない時に発生する。混乱の時期，つまり動転する時期が続いておこる。その間はさまざまな解決をしようとする試みがなされるが失敗する。結果的にはある種の順応が成しとげられ，それはその人と仲間にとって，もっともためになるかもしれないしそうでないかもしれない」と定義づけています。また，危機の特徴として，「約1週間から4〜5週間続き，それ自体精神障害の症状として現れないで，むしろその当座の解決不能の問題に直面しての順応と適応の闘争の現れとして起こる」と述べています（Caplan，1964/1970，p.38）。

危機理論の理論的基盤となった理論として，ジークムント・フロイト（Freud, S.）博士，エリク・H．エリクソン（Erikson, E. H.）博士らの述べる自我心理学と，ウォルター・B．キャノン（Cannon, W. B）博士，ハンス・セリエ（Selye, H.）博士などの生理学的理論が挙げられます。自我心理学では，人間の行動のあらゆるものは，個人的背景と経験の中に原因や根源があり，自我とは現実適応力があり自我は成長するということが述べられています。一方，生理学的理論は，外部からの刺激が生体に緊張を引き起こし，それに対し生体は恒常性（ホメオスタシス）を保つように反応するという考え方です。これらの理論的基盤を背景に，危機理論は形作られてきたわけです。

　キャプラン博士により，一定の体系化がなされた危機理論は，それからさらに，さまざまな場面に適用できるように発展し，多くの危機モデルが開発されています。これら危機モデルは，1）危機に陥った人がたどる過程に焦点を当てたものと，2）危機に至るまでの過程に焦点を当てたものに，大きく分けられます（小島，1988）。

　1）危機に陥った人がたどる過程に焦点を当てたモデルを提唱した研究者として，スティーブン・L．フィンク（Fink, S. L.）博士，フランクリン・C．ションツ（Shontz, F. C.）博士，ナンシー・コーン（Cohn, N.）博士などが挙げられます。これらのモデルに共通しているのは，まず最初に衝撃的な危機が存在するところから始まる点です。最初の段階は，衝撃やショックという言葉で表現されます。その後，衝撃の現実を認めようにも認められない，否定したい，何とか元どおりになりたいという段階が現れます。次に，悲しみながらも現実を受け入れざるを得ない状態を迎えます。その過程を経て，最終的に適応していくというプロセスを説明しているのが特徴的です。

　2）危機に至るまでの過程に焦点をおいたモデルは，ドナ・C．アギュララ博士とジャニス・M．メズィック博士（Aguilera, D. C. & Messick, J. M.），ナオミ・ゴーラン（Golan, N.）博士などが挙げられます。これらのモデルは，1）のモデルに対し，比較的緩やかな消耗性危機を説明するのに適切と言えるでしょう。これらのモデルにおいては，まず何らかの出来事をきっかけに，人はバランスを崩し，弱くなり，何とか元どおりになりたいと頑張る段階があります。しかし，その出来事を適切に知覚できず，周りからのサポートもなく，何ら対応できずにいれば，結果的に危機に陥ってしまいます。一方で，出来事を適切に知覚して，周りからのサポートを活用し問題解決に向かうことで，バランスを取り戻し，危機を回避することができるという過程を説明しています。

　これら，危機理論の成り立ちから具体的モデルまでの概要を図1にまとめました。

　以上，危機理論の理論的基盤からさまざまなモデルの概要を見てきました。それでは，実際の臨床の場面，特に超急性期の現場を考えてみましょう。多くの場合，患者さんは既に危機的状況にあることがほとんどではないでしょうか。ここでは，危機状

| 理論的基盤……………… | 自我心理学
フロイト博士，エリクソン博士ら | 生理学的理論
キャノン博士，セリエ博士ら |

理論的基盤……………　　自我心理学　　　　　　　　生理学的理論
　　　　　　　　　　　　フロイト博士，エリクソン博士ら　　キャノン博士，セリエ博士ら

体系化………………………　キャプラン博士
「危機とは，人が大切な人生の目標に向かう時障害に
直面したが，それが習慣的な問題解決の方法を用いて
も克服できない時に発生する」

危機モデル……

| 危機に陥った人がたどる過程に焦点を当てたモデル | フィンク博士：マズローのニード論に基づき危機から適応へのプロセスに焦点
ションツ博士：乗り越えがたい障害にぶつかった時の対処の過程に焦点
コーン博士：突然の身体障害から受容までのプロセスの段階に焦点　　　　など |
| 危機に至るまでの過程に焦点を当てたモデル | アギュララ博士とメズィック博士：不均衡状態からバランス保持要因の有無による危機（もしくは危機回避）の過程に焦点
ゴーラン博士：危機に陥り顕在化する過程と再統合について説明　　など |

図1 ◆危機理論の概要

態にある患者さんがたどる過程を適切にとらえ，継続的に看護を提供していく上で有用と考えられるフィンク博士のモデルを解説していきます。

　フィンク博士は，危機を「個々人の持っている通常の対処能力が，その状況の要求を満たすのに不十分な出来事」と定義しています（1967，p.592）。そして，脊髄損傷の事例の臨床研究とマズローの動機づけ理論を基に，危機のプロセスを，①衝撃，②防御的退行，③承認，④適応の4段階で示しています。それぞれの段階を見ていきましょう。

①衝撃の段階

　最初の心理的ショックの時期で，自己保存の脅威を体験する。現実は対処できないこととなり，強烈な不安，無力，パニック状態となる。また，動悸やめまい，吐気，不眠などの身体的症状も出現する。混乱状態で統合的思考が崩壊し，対処のために計画を立てることができず，衝動的な行動を起こすこともある。

　必要なケアとしては，場合によって即時の治療や処置が挙げられる。安全の保障が最も重要な時期である。

②防御的退行の段階

　危機に伴う緊張に耐えられず，自分を守る時期。現実逃避・否認・抑圧・非現実的な多幸などが見られる。普段していたことに執着して変化を拒み，現実に対処しようとしない。

　必要なケアとしては，無理に現実志向の援助を行わず，患者さんの訴えに傾聴し支持的に接することが挙げられる。

③承認の段階

　危機の現実に直面する時期。もはや以前の自分ではないことを知覚し，喪失を経験する。現実から逃げられないことを認識すると，再び苦悩を経験し強いストレスが再現されることもある。自己を卑下する感情が出現するため，最悪の場合自殺企図も起こり得る。自己像は喪失し，悲嘆を経験する。身体的には当初の劇的な回復は見られなくなり，ボディイメージの永久的な変化に直面する。衝撃の段階と同様の無力感を伴うが，次第に残っているものを今後の資源として認識し，新しい現実に対し自己を再調整していく。

　必要なケアとしては，自殺予防，現実に対する洞察が深められるよう支援し，希望を伝えていくことが挙げられる。

④適応の段階

　建設的な方法で現実を認める時期。新しい自己像や価値観を築いていく段階である。自分の能力や周囲の状況を受け入れ，現実の限界と可能性を考え試すことができるようになってくる。新たな満足感が得られ，徐々に不安や抑うつは減少していく。危機を，人生をより理解するための手段と肯定的な見地でとらえ適応していく。身体的な障害は決定的となるが，補助具の使用など，資源を最大限活用することによって身体をコントロールしていく。

　必要なケアとしては，医療者との関係が有効に成立する時期であり援助の効果が高くなるため，専門的な知識・技術をフル活用し，積極的に成長のニードを促すように方向づけることが挙げられる。

　フィンク博士は，危機の段階を「自己体験」「現実認知」「感情体験」「認知構造」「身体的障害」の5（側面）ごとにまとめていますので，詳しくは原著を参照していただければと思います。ここでは，分かりやすく表1にまとめました。

　患者さんは，すべての人が同じようにフィンク博士のプロセスをたどるのではなく，個別性があり，またプロセスの段階を行きつ戻りつするのが実臨床です。そして，同じ看護ケアでも，時期の判断を誤ると全く逆の効果になることもあります。したがって，患者さんは今どこの段階にあるのかを適確に判断し，それに合った看護ケアを提供することが肝要です。

3. レジリエンス

　皆さんは，レジリエンスという言葉を聞いたことがあるでしょうか。看護の領域では，近年使われるようになった比較的新しい概念と言えます。もともとは，「跳ね返り，弾力，弾性」を示す物理学用語として使われてきました。

　1980年代に，精神医学領域において貧困や虐待など劣悪な環境の中で育った子ど

表1 ◆ フィンク博士の危機モデル

	衝撃の段階	防御的退行の段階	承認の段階	適応の段階
特徴	最初の心理的ショックの時期。	危機に伴う緊張に耐えられず，自分を守る時期。心理的停滞の期間。	危機の現実に直面する時期。	建設的な方法で現実を認める時期。新しい自己像や価値観を築いていく段階。
受け止め	自己保存の脅威を体験する。現実は対処できないこととなる。	現実逃避・否認・抑圧・非現実的な多幸などが見られる。安全のニードが最大となる。	もはや以前の自分ではないことを知覚し，喪失を経験する。自己像は喪失し，悲嘆を経験する。次第に残っているものを今後の資源として認識し，新しい現実に対し自己を再調整していく。	自分の能力や周囲の状況を受け入れ，現実の限界と可能性を考え試すことができるようになってくる。
反応	混乱状態で統合的思考が崩壊する。強烈な不安，無力，パニック状態となる。対処のため計画を立てることができず，衝動的な行動を起こすこともある。	普段していたことに執着し変化を拒み現実に対処しようとしない。	現実から逃げられないことを認識すると，衝撃の段階と同様の無力感を伴い再び苦悩を経験し強いストレスが再現されることもある。自己を卑下する感情が出現するため，最悪の場合自殺企図も起こり得る。	新たな満足感が得られ，徐々に不安や抑うつは減少していく。危機を，人生をより理解するための手段と肯定的な見地でとらえ適応していく。
身体的状態	動悸，めまい，吐気，不眠などの症状が出現することもある。	身体的には急性期を越え回復の兆しが現れてくるため，すべて元の状態に戻りつつあると解釈しようとする。	当初の劇的な回復は見られなくなり，ボディイメージの永久的な変化に直面する。	身体的な障害は決定的となるが，補助具の使用など，資源を最大限活用することによって身体をコントロールしていく。
必要なケア	場合によって即時の治療や処置が必要。安全の保障が最も重要。	無理に現実志向の援助を行わず，患者の訴えを傾聴し支持的に接する。	自殺予防，現実に対する洞察が深められるよう支援し，希望を伝えていく。	医療者との関係が有効に成立する時期であり援助の効果が高くなるため，専門的な知識・技術をフル活用し，積極的に成長のニードを促すように方向づける。

〔出典：Fink, S. L., 1967, pp. 592-597.より筆者作成〕

もが，何らかの精神的問題を抱える成人になることが多いにもかかわらず，何ら問題なく健全な性格と安定した職業を得て，良好な人間関係を築ける大人に成長する人もいるということに焦点を当てた研究が行われはじめました。それらの研究の結果，人には，不運な出来事に直面した際に精神医学的疾患に対する防御的機能が備わっている」とされ，精神医学や心理学領域ではこの機能をレジリエンスと呼び，その概念が広まってきました（田他，2008，庄司，2009）。

　レジリエンスの特徴として，自己をコントロールする力を持っている，他者の支援を引き寄せる，過去の成功体験，ユーモアのセンス，忍耐力，行動指向的，変化に対する適応力（マイケル・ラター〈Rutter, M.〉博士，1985）などが挙げられています。この時期，逆境で育った子ども，歪んだ親子関係などを対象にした研究が盛んに行われました。これらの研究において，レジリエンスは，個人の特性であるという考え方が主流でした。つまり，レジリエンスの特性を持っている者は，逆境でも健全に成長し，持っていない者はそうならないという考えです。

　1990年代から2000年代にかけ，レジリエンスは個人の特性なのか，レジリエンスの特性がない者は健全には成長できないのか，レジリエンスは成長のプロセスの中で変化し得るものではないのかという議論が活発にされるようになってきました。スニヤ・S．ルーサー（Luthar, S. S.）博士とエドワード・ジグラー（Zigler, E.）博士は，「レジリエンスは，人間を不適応に傾かせるような困難な状況に反応する力を形成し，改善し，変化させるようなバランスを保持する機能を持ち，学習可能なものである」と述べ（Luthar & Zigler, 1991），レジリエンスは固定された個人の特性ではなく，発達過程の中でダイナミックに変化するものであるという見解を示しました。つまり，もともとレジリエンスの特性を持っていなくても，適切な介入を行うことでレジリエンスを獲得し，健全に成長発達することができるという考え方です。その後現在に至るまで，レジリエンスは，プロセスでありダイナミックに変化するものという考え方が主流になっています。

　では，看護の領域では，レジリエンスはどのように扱われているのでしょうか。看護の研究で，レジリエンスという概念が出てきたのは，1990年代以降です。多くは，子ども，親子関係，精神疾患を持つ個人などを対象にしたものでした。2000年を過ぎてから，急性期看護領域でもレジリエンスの考え方が取り入れられるようになってきました。災害後や重症外傷後の心理的ストレスに対し，レジリエンスの概念を取り入れて分析する試みがなされはじめています。ここ10年では，看護師の離職をレジリエンスで説明しようとする，看護管理領域の文献も多く発表されています。2008年には，初めてNANDA-I看護診断に「レジリエンス」が採択されました。NANDA-I「レジリエンス障害」は，「認識された困難あるいは変化する状況から，ダイナミックな適応プロセスを通して回復する能力が低下した状態」と定義されています（2017）。

この中で，ルーサー博士の文献が主研究として基盤となっています。次に，多くのレジリエンス研究で主研究として参照されている，ルーサー博士の述べる「レジリエンス」について詳しく見ていきましょう。

ルーサー博士はアメリカの心理学者で，子どもの発達に関する研究を多く発信しています。ルーサー博士とダンテ・チケッティ（Cicchetti, D.）博士によると，レジリエンスは「個人が，重大な逆境やトラウマの経験にもかかわらず，良好な適応を示すダイナミックな過程」と定義されています（2000）。そして，レジリエンスは，個人の特性や属性ではなく，"逆境への暴露"および"良好な適応の結果の現れ"という2つの側面を持つ構造であるとしています。そして，レジリエンスのプロセスに影響する因子として，脆弱性因子と保護因子の2つを挙げています。

脆弱性因子とは「危険な状況へのネガティブな効果をさらに悪化させるような指標となるもの」，保護因子とは「危険な状況をポジティブな方向へと修正する因子」と説明されています。例として脆弱性因子は，貧困，暴力，虐待，学習環境の不整備など，保護因子は，自己をコントロールする能力，良好な人間関係，学校からのサポート，落ち着いた気質，社会的サポートなどが挙げられています。逆境であるのにもかかわらず，良好な適応を成すためには，脆弱性因子がより少なく，保護因子がより多く影響する必要があります。したがって，介入としては，脆弱性因子を減らし保護因子を強めるように働きかける必要があると言えるわけです。そして，ルーサー博士は，レジリエンスの考え方は，子どもだけでなく，あらゆる発達段階にある場合に用いることができると述べています。つまり，急性期看護において，危機的な状況にあるあらゆる年代の患者さんをアセスメントするのに活用できると考えます。ルーサー博士の述べるレジリエンスについて**図2**にまとめました。

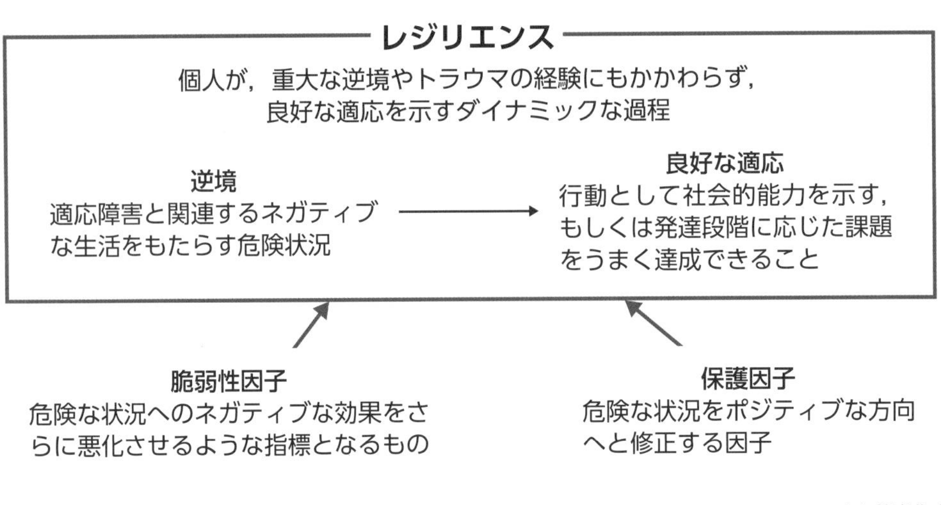

```
━━━━━━ レジリエンス ━━━━━━
個人が，重大な逆境やトラウマの経験にもかかわらず，
良好な適応を示すダイナミックな過程

  逆境                              良好な適応
  適応障害と関連するネガティブ        行動として社会的能力を示す，
  な生活をもたらす危険状況    ──→    もしくは発達段階に応じた課題
                                     をうまく達成できること

       ↑                                    ↑
  脆弱性因子                          保護因子
  危険な状況へのネガティブな効果をさ    危険な状況をポジティブな方向
  らに悪化させるような指標となるもの    へと修正する因子
```

図2 ◆ レジリエンスの過程

〔出典：Luthar, S. S. & Cicchetti, D., 2000：pp.857-885.より筆者作成〕

◆危機理論とレジリエンスの概念

　以上，危機モデルとレジリエンスの概念について考えてきました。これまで，急性期看護の領域では，危機モデルは多数活用されて成果を得てきました。前述のとおり，危機は，人が大きな障害に直面し習慣的な問題解決の方法を用いても克服できない時に発生するもの，とややネガティブな意味合いを含んでいます。「新たな局面への蘇生」や「危機の間，人は援助を受け入れやすい」といったポジティブな意味合いもあるにもかかわらずです。

　この危機のポジティブな面を，レジリエンスの概念を用いてアセスメントできるのではないかと考えます。まず，フィンク博士の言う危機の段階をしっかりと見極め，段階に合った看護を実践することが必要です。それに加えて，患者さんのもともとの生活背景や現状からの情報を収集して，脆弱性因子は何か，保護因子は何かを明らかにしていきます。そして，それぞれの脆弱性因子を弱め，保護因子を強化するような看護を同時に行っていくことで，患者さんはより良い適応を迎えることができるのではないでしょうか。

　これら，危機モデルとレジリエンスの2つの考え方を活用して，超急性期にあるAさんの事例を考えていきましょう。

4. 事例の紹介

◆プロフィール

　Aさん，34歳，男性，コンピュータ関連会社でシステムエンジニアとして働いています。家族背景は，妻と3歳の娘との3人暮らしで，自身の両親が近くに住んでいます。これまで大きな病気にかかったことはなく，健康上の問題はありませんでした。

◆現在までの経過

　〇月1日，いつものようにバイクで会社から自宅へ帰る途中，右折してきた対向車と衝突し受傷しました。救急搬送され，右下肢不全轢断，頭蓋骨骨折，右上腕骨骨折と診断，入院時の意識レベルはJCSⅡ-10，血圧86／50mmHg，HR120回/分，RR30回/分で，ショック状態と判断され，気管挿管，ICU管理となりました。頭蓋骨骨折はあるものの脳実質に損傷はなく，上腕骨骨折に関しても保存的に経過観察できる状況でした。しかし，右下肢に関しては，損傷が激しく接合は困難と診断され，妻と両親へ説明後，切断術が施行されました。

　〇月3日，全身状態が安定し，抜管。そこでAさんは初めて，右下肢が膝上から切断されたことを知ります。〇月9日，経過観察をしていた右上腕骨骨折に対し，観血的整復固定術を施行しました。〇月15日，リハビリテーション（以下，リハビリ）の介入が開始され，まずはベッドサイドでのリハビリが行われました。

◆現在の治療

　右上腕骨の術後経過は良好で，現在抗生剤の投与が継続されています。右大腿断端部は，感染徴候により閉創せず，毎日鎮痛剤を使用しながら洗浄処置を行っており，感染が徐々に収まりつつあります。ADLは，医師から車いす乗車の許可が出ていますが，痛みが強くまだ一度も乗っていない状況です。

◆SOAP記録

　表2に，Aさんの気持ちが現れていると考えられるSOAP記録を示します。

◆現時点の全体像

　Aさんは突然の受傷による右下肢切断という体験をし，混乱し悲嘆しましたが，身体状況の安定化に伴いリハビリも開始し，元どおりの生活を取り戻そうという気持ちが出てきています。Aさんは元来健康であり，支援的な家族や仲間，明るい性格，やりがいのある仕事などの多くの強みを持っています。右下肢切断という苦境を受け入れ，今後の人生を生きていこうとし始めたAさんにとって，これらの強みをさらに強化し前を向いて進んでいくことが重要な時期となります。それによりAさんの望む，元どおりもしくはそれ以上の満足の得られる生活を実現していけると推測できます。

5. 事例のアセスメント：危機理論を活用する

　それでは，Aさんの事例のアセスメントをしていきます。Aさんは，突然の受傷により右脚を失うという，今までに経験したことのない苦境に陥っています。このような事例に対しては，危機に陥った人がたどる過程に焦点を当てたモデルが適用しやすいでしょう。先に解説したフィンク博士の危機モデルを基に考えていきます。

①衝撃の段階：受傷〜5日目ごろ

　初めて右脚を切断したことを知り，反応も薄く「はい」しか言わず，無気力になっている。「傷をきれいにしてリハビリするって，先生が言っていました」と，言われたことは分かるが，本当に何が起こっているかについては，混乱し認識できていない。

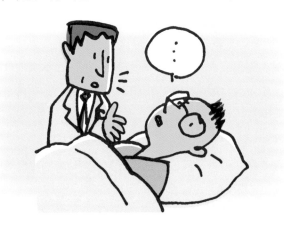

表2 ◆ AさんのSOAP記録

月/日	時間		SOAP
○/3	10：00	O	医師により抜管。酸素マスク6L呼吸状態安定している。
		S	苦しくないです。大丈夫。
	17：00	O	妻の面会あり。抜管され話ができることに，妻は時折涙を流して喜んでいる。Aさんは，表情が硬く，妻の話に相づちを打っているのみである。
	18：00		面会後，妻より「『右足痛いんだけど，切ったんだ』と主人がぽつんと言ったんです。私は，『とてもひどいけがで切るしかなかったんだよ。でも命が助かったんだから頑張ろう』と言ったんですが，『うん』と言ったっきり何も言いません。すごく明るくて，友達もたくさんいて，元気いっぱいなんですが，今はしょうがないですよね。しょうがないと思うんですけど，あまりにも人が変わったみたいで…心配です」との話がある。
		A	本日初めて切断のことを認識した状況である。本人の受け止め状況を観察していく必要あり。
		P	本人の発言を，無理に引き出すことなく，傾聴していく。
○/5	11：00	S	医師より病状説明。「交通事故で運ばれてきた。診断は，頭蓋骨骨折，右下肢不全轢断，右上腕骨骨折。頭は幸い脳に問題ありませんでした。右腕は時期を見て骨折をつなぐ手術が必要。右脚については，一番ひどかった。病院に来た時は，右足は骨も筋も損傷が激しくて，聞くのがつらいかもしれないけれど，皮一枚でつながっているような状態だった。このまま脚を残すのは到底無理な状態で，やむを得ず切断ということになった。今は切断したところがまだ傷がきれいに治っていなくて，毎日洗う処置が必要。それで，傷をきれいにして閉じたら，リハビリをして，今は良い義足がたくさんあるから，元どおりの生活に近づけるよう，我々も精いっぱいサポートしていきたい」医師の説明を，「はい，はい」と聞いている。「脚をつなぐ，っていうのは無理だったってことですね」「傷を洗って治していくってことですね」「痛いのはどのくらい続くんですか」などの質問あり。
	17：00	S	結構痛いんですよね。これで傷が治ったら痛みもひくんですかね。傷をきれいにして，それで義足をつける，リハビリするってことなんですね。先生がそう言ってました。
○/7	14：00	S	痛いのが，つらいですね。まあ，痛み止め使ってもらって，処置は何とか頑張ってます。仕事も，ちょうど大変な時なので，早く復帰しないといけないし，子どもも小さくて妻も働いているので，早く退院しないと。今月中には復帰できますかね。
		O	やや早口で話し続けている。
		A	職場復帰などの意欲を表しているが，具体的行動にまで考えが及んでいないと考えられる。
○/10	15：00	O	昨日実施した上腕骨骨折術創部出血なし。ドレーン抜去となる。医師より「手術後経過は順調です」と説明あり。
		S	先生は順調って言うけど，腕の話でしょ。そんな腕のことなんか順調じゃないと困る。脚でしょ。脚は毎日処置しているけど，どうなってるのか分からないよね。義足って言うけど，こんな傷があるところにどうやって義足をつけるのか分かんないし，本当に歩けるのか，会社にだって通えるのかどうか。
		O	強い口調で上記のように話される。妻に「そんな八つ当たりしてもしょうがないでしょ」と言われると，さらにやや興奮気味に話を続ける様子がある。面会後，妻は「今の主人を見てるとつらいです。本人が一番つらいのだと思うので，私はしっかりしてなきゃと思ってるんです。でも主人は根っから明るい人だし，いつも私を励ましてくれるような人なので，きっと頑張っていけると信じています。主人の職場も，ちゃんと治ってまた活躍してくれるのを待っていると言ってくれています。主人の両親も3歳の娘の世話を手伝ってくれているし，私も頑張ります」と，涙を見せながらもしっかりとした口調で話される様子あり。
○/15	10：00	O	創処置施行。創部感染徴候なし。医師より明日にも閉創できそうとのこと。リハビリ回診あり。医師より，今後の義足作成について「右手の回復もみていきながら，右足の傷が完全にふさがったら，そこの皮膚を強くするリハビリをします。腫れが完全に引いたら測定して，ご本人に合わせた義足を作り，それを装着してのリハビリを行っていきます。そうやって社会復帰している方はたくさんいらっしゃいます。そのために，今は筋力を少しずつ取り戻していきましょう」と説明される。
	14：00	S	今後の流れが見えてきた。今月中なんて甘かったことが分かりました。でも先が少し見えたことで，やることが見えてきたっていうか…。いろいろ大変だとは思うけど，子どももまだ小さいし，こんなことでへこたれるわけにはいきませんからね。

②防御的退行の段階：6〜9日目ごろ

　「仕事に戻る，今月中に退院する」など，非現実的な思考になっている。元の生活に戻る自分しか想像できず，現実的に対処することまで考えが至っていない。

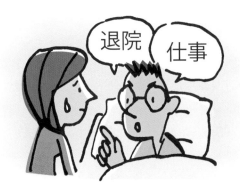

③承認の段階：10〜14日目ごろ

　いやでも右下肢切断という現実を直視せざるを得ないことが分かってきている。もはや以前の自分ではないことを自覚し，周囲に対し強く当たることで悲嘆を表している。

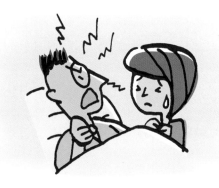

④適応の段階：15日目以降

　リハビリが開始され，現実として具体的な説明がされたことで，自分の状況を受け入れはじめている。今後について，「やることが見えてきた。へこたれるわけにはいかない」など，具体的に行動を始めようとする言動が現れてきている。

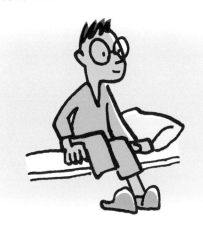

表3 ◆ フィンク博士の危機モデルでみるAさんの危機の過程

	衝撃の段階	防御的退行の段階	承認の段階	適応の段階
特徴	最初の心理的ショックの時期。	危機に伴う緊張に耐えられず，自分を守る時期。心理的停滞の期間。	危機の現実に直面する時期。	建設的な方法で現実を認める時期。新しい自己像や価値観を築いていく段階。
受け止め	「傷をきれいにしてリハビリする，って先生が言っていました」と，言われたことは分かるが，本当に何が起こっているかについては，混乱し認識できていない。	元の生活に戻る自分しか想像できず，現実的に対処することまで考えが至っていない。	いやでも右下肢切断という現実を直視せざるを得ないことが分かってきている。	リハビリが開始され，現実として具体的な説明がされたことで，自分の状況を受け入れはじめている。
反応	初めて右脚を切断したことを知り，反応も薄く「はい」しか言わない。無気力，無力感が現れている。	「仕事に戻る，今月中に退院する」など，非現実的な思考になっている。	もはや以前の自分ではないことを自覚し，周囲に対し強く当たることで悲嘆を表している。	今後について，「やることが見えてきた。へこたれるわけにはいかない」など，具体的に行動を始めようとする言動が現れてきている。
身体的状態	全身状態がようやく安定し抜管した段階。切断部はまだ開放創であり，右上腕骨折部も根治的治療がまだ行われていない。外傷に対する集中治療が濃厚に必要である。不眠やめまいなど，心理的と考えられる症状すら出ていないと言える。	多発外傷に伴う身体の反応が落ち着き全身状態が安定しつつあり，上腕骨骨折に対する根治的手術が可能となった段階。	右下腿切断部，右上腕骨術創部，共に治癒に向かっており，安定に向かっている。	創部の感染も落ち着き閉創し，本格的にリハビリを行う段階を迎えている。
必要なケア	集中治療を適切に提供した上で，Aさんの心理的反応を十分に観察し，安全を確保する。	Aさんの訴えに対し，無理に否定することはせず，傾聴を行っていく。	現実を目の当たりにして周囲に強くあたっているAさんの気持ちをしっかりと受け止め，医療者が常に支援的に存在していることを伝えていく。	Aさんの，「やることが見えてきた。へこたれるわけにはいかない」という前向きな発言を拾い上げ，切断という状況を受け止め乗り越えるAさんを，積極的に支援していくケア（情報提供，リハビリ，家族支援など）を積極的に行っていく。

　フィンク博士のモデルを適用して説明してきたAさんの危機の過程について，**表3**にまとめました。このモデルでは，危機に陥ってから適応に至るまでの過程を，時間経過とともに説明することができます。Aさんの場合，まだ受傷後10日という状況にあり，この後も，危機の①衝撃から④適応までの段階を行きつ戻りつすることもあるかもしれません。しかし，この危機モデルを適用することで，現在のAさんの心理的状況を理解することにつながり，そこから今必要なケアを導くことができると考えます。必要であると考えられるケアも**表3**に盛り込みましたので，参考にしてください。

6. 事例のアセスメント：レジリエンスを活用する

フィンク博士の危機モデルでアセスメントしたところ，Aさんは，危機の「承認の段階」から「適応の段階」に入ろうとしていると推測されます。前述のとおり，危機には「新たな局面への蘇生」「危機の適応の段階では援助を受け入れやすく成長のきっかけ」というポジティブな側面があります。ここで，レジリエンスの概念を適用してアセスメントを試みてみましょう。

ルーサー博士とチケッティ博士は，レジリエンスの概念を，「個人が，重大な逆境やトラウマの経験にもかかわらず，良好な適応を示すダイナミックな過程」と説明しています（Luthar & Cicchetti, 2000, p.858）。Aさんは，突然自分の身に降りかかった，「右脚切断」という現実を受け入れ，前に進もうとしている時です。この状況に，良好に適応する，すなわち「行動として社会的能力を示す，もしくは発達段階に応じた課題をうまく達成する」ためには，脆弱性因子を最小に，保護因子を最大に影響させる必要があるわけです。Aさんにとっての脆弱性因子と保護因子を見ていきましょう。

①脆弱性因子

・受傷後間もなく，やっと感染徴候が落ち着いてきた段階である。

・下肢だけでなく右上肢も受傷している。

・受傷・入院に伴う筋力低下がある。

②保護因子

・家族関係が良好で支援的である。妻だけでなく，近くに住んでいる両親も支援的である。

・発達段階として，子を持つ父親であり，子どものために頑張っていくというモチベーションを持ち合わせている。

・やりがいのある職業を持っている。職場も支援的である。

・本来健康であり，慢性疾患を持っていない。

・明るい性格である。

Aさんは，右下肢切断という逆境にありながらも，多くの保護因子を持ち合わせています。状況的に，今は感染・筋力低下などの脆弱性因子が存在しますが，もともとの生活歴において，明らかな脆弱性因子は確認されません。これは，Aさんが良好な適応を迎えるために有利であると考えられます。つまり，できる限り脆弱性因子を排除し，保護因子を強化する方向で，ケアを考えていきます。

これら，ルーサー博士の述べる概念を適用したAさんのレジリエンスの様相を，図3にまとめました。

Aさんのアセスメントに際して，まず危機理論を基に，危機に陥った後たどる過程について，時間軸に沿って考えてみました。すると，Aさんは，右脚切断という障害

```
┌─────────────────── レジリエンス ───────────────────┐
│                                                              │
│     逆境                          良好な適応                  │
│  突然の受傷による右下肢切断      補助具使用・社会的サポートを活用  │
│                                し，社会人として，また夫・父と  │
│                                しての役割遂行が自信を持ってできる│
│                                                              │
│      ┌──────────┐                                            │
│      │          │        →           ┌────────┐            │
│      │ 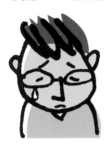 │                    │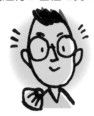│            │
│      └──────────┘                    └────────┘            │
│                                                              │
└──────────────────────────────────────────────────────────────┘
```

　　脆弱性因子　　　　　　　　　　　　　　保護因子

- 受傷後間もなく，やっと感
  染徴候が落ち着いてきた段
  階である。
- 下肢だけでなく右上肢も受
  傷している。
- 受傷・入院に伴う筋力低下
  がある。

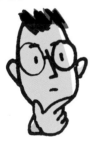

- 家族関係が良好で支援的である。妻だけでな
  く，近くに住んでいる両親も支援的である。
- 発達段階として，子を持つ父親であり，子ど
  ものために頑張っていく，というモチベー
  ションを持ち合わせている。
- やりがいのある職業を持っている。職場も支
  援的である。
- 本来健康であり，
  慢性疾患を持っていない。
- 明るい性格である。

図3 ◆ Aさんのレジリエンスの過程

を持ちながらも義足などを活用し，行きつ戻りつはあるとは思いますが，確実に一歩
一歩生活を取り戻し，さらに自分自身のより良い人生に向け，適応しているとアセス
メントできます。この「適応の段階」こそが，フィンク博士によれば，新しい自己像
を持って，資源を活用し，医療者からの良好なサポートを得ながら，新しい価値観を
築き成長できる時期と言えます。

　そしてここが，レジリエンスの考え方が発揮される時と言えるのではないでしょう
か。Aさんの保護因子，すなわち，家族や職場のサポートを得ながら，生来の明るい
性格を発揮してもらうために，医療者が積極的に介入を行うことが有効と言えます。
具体的には，社会資源の紹介，患者会などの情報の提供，積極的リハビリの導入など
で，Aさんにはできることがたくさんある，多少不便を感じてもできないことはない
のだということを伝えていくことができるのではないでしょうか。

7. おわりに

　突然に予期せぬ受傷をしたＡさんについて，危機理論およびレジリエンスの概念を
適用してアセスメントしてきました。超急性期においては，この２つの中範囲理論は
非常に有効と考えます。

　危機理論は，患者さんの心理状況について，刻々と変わる時間軸に沿ってその変化
をアセスメントしていくのに非常に有用です。良い看護介入であっても，時期を見誤
ると全く逆効果ということがあり得るため，その判断材料としてもとても役立つと考
えます。

　また，レジリエンスの概念により，もともと患者さんが持つ脆弱性因子・保護因子
を明らかにすることは，その後の看護介入に役立ちます。危機理論の示す時間軸とい
う線に対し，面のように常に広く情報を収集していき，タイミングを見計らってその
因子を最大限に活用していくことが有用と考えます。

　これまで，超急性期において，危機理論を基にしたアセスメントは大きく貢献して
きたと思います。これにレジリエンスの考え方を加えアセスメントすることで，さら
に患者さんにとって有効な看護ケアを導き出すことができるのではないでしょうか。

文献

Caplan, G.（1961）／加藤正明.（監修）. 山本和郎.（訳）.（1968）. 地域精神衛生の理論と実際. 東京：
　医学書院.

Caplan, G.（1964）／新福尚武.（監訳）.（1970）. 予防精神医学. 東京：朝倉書店.

田亮介，田辺英，渡邊衡一郎.（2008）. 精神医学におけるレジリアンス概念の歴史. 精神神経学雑誌，
　110（9），757-763.

Fink, S. L.（1967）. Crisis and motivation：a theoretical model. Archives of physical medicine and
　rehabilitation, 48（11），592-597.

Herdman, T. H. 編（2008）／日本看護診断学会.（監訳）.（2009）. NANDA-I看護診断―定義と分類―
　2009-2011. 東京：医学書院.

Herdman, T. H. 編（2017）／上鶴重美.（訳）.（2018）. NANDA-I看護診断―定義と分類―2018-2020.
　東京：医学書院.

小島操子.（1988）. 解説危機理論発展の背景と危機モデル. 看護研究，21（5），378-385.

Luthar, S. S. & Zigler, E.（1991）. Vulnerability and competence：a review of research on resilience
　in childhood. American Journal of Orthopsychiatric, 61（1），6-22.

Luthar, S. S. & Cicchetti, D.（2000）. The construct of resilience：implications for interventions and
　social policies. Dev Psychopathol, 12（4），857-885.

Rutter, M.（1985）. Resilience in the face of adversity. British Journal of Psychology, 147, 598-611.

庄司順一.（2009）.リジリエンスについて. 人間福祉学研究，2（1），35-46.

❸ 急性期の事例

松下美緒・益田美津美

1. はじめに

　本項では，クモ膜下出血のAさんの事例に対し，悲嘆と不安の2つの中範囲理論を適用することで，Aさん，ひいては臨床で出会う類似した患者さんをより深く理解できる一助となることを目指します。悲嘆と不安はどちらもあらゆる分野の事例に広く活用できると思います。

　まずは悲嘆と不安に関する主要な概念や考え方を説明し，その上でAさんの事例に適応していきます。

2. 悲嘆に関する理論

　悲嘆には不安同様さまざまな考え方がありますが，ここでは代表的なものを紹介します。

　所有していたものや愛着を抱いていたものを奪われたり手放したりすることを，喪失と言います。読者の皆さんの中で，この喪失を体験したことがないという人はいないでしょう。人の一生は，多かれ少なかれこの喪失の連続でもあるのです。また，喪失には，近親者の死，愛情・依存の対象との別離，環境・地位・役割・故郷などからの別れ，自分の理想・所有物・身体的自己の喪失などがあります（Worden, 1982/1993）。喪失体験の中でも特に，死によって大切な人を喪失した人の客観的状況を死別と言いますが，死別した人がその人にとって大切であればあるほど，死別体験はストレスフルな喪失体験となるでしょう。この喪失に対するさまざまな心理的・身体的症状を含む情動的反応を，悲嘆（グリーフ）と言います。

　悲嘆，悲哀，喪失は，さまざまな使われ方をしていますが，医療の領域で初めて取り上げたのは，精神分析医であるジークムント・フロイト（Freud, S.）博士です。フロイト博士は，1916年に『悲哀とメランコリー』（Freud, 1916/1970）を発表し，正常者が愛する人を失った時に起こる心理過程をメランコリー（うつ病）と対比しながら論じました。この著書の中で，フロイト博士は「悲哀は比較的長期間かけて行われる心の作業過程である」と述べています（1916/1970, pp.137-149）。

　一方，アメリカの精神科医であるエリック・リンデマン（Lindeman, E.）博士は，ボストンのココナッツグローブでの大規模火災で家族を亡くした遺族に見られた多く

の共通した身体的・心理的反応を，急性悲嘆反応と名づけました。リンデマン博士が提唱する急性悲嘆反応は，比較的短期間のものであり，多くの場合4～6週間のうちに激しい悲嘆反応は収まるとしています（Lindemann, 1963, p.8）。また，活力の喪失や身体愁訴，抑うつ，怒り，否認などの急性悲嘆反応は，正常な悲嘆の反応としています（Lindemann, 1963, p.8）。加えて，近い将来に愛する人と死別することが予測された場合，実際の死が訪れる前に死別した時のことを想定して嘆き悲しむことがあります。これを予期悲嘆と命名したのもリンデマン博士でした（Lindemann, 1963, p.17）。なお，予期悲嘆は家族だけでなく，近い将来死にゆくその人自身も経験します。

　さらにリンデマン博士は，正常な悲嘆が複雑化あるいは歪曲した状態の悲嘆を，病的悲嘆としました（Lindemann, 1963, p.11）。病的悲嘆については，1990年以降は複雑性悲嘆と呼ばれるようになりました。現在のところ，どの時点から複雑性悲嘆とするかについての明確な基準はありませんが，DSM-V（American Psychiatric Association, 2013/2014）では，正常な悲嘆と複雑性悲嘆の境界をおおむね2カ月と区切っています。複雑性悲嘆を来した場合，個人で対処するだけでは悲嘆過程をうまく乗り越えるのは難しいため，精神医学や心理学的な専門の介入が必要になります。

　そして，フロイト博士やリンデマン博士も，悲嘆作業（グリーフワーク）の重要性を説いています。悲嘆は単に受け身的な反応ではなく，悲嘆作業という積極的な意味があるとされています。リンデマン博士も，遺族が正常な悲嘆過程をたどれるかどうかは，遺族自身が悲嘆作業を行うかどうかにかかっていると述べています（Lindemann, 1963, p.11）。

　その後，精神科医であり，母子関係理論が有名なジョン・ボウルビィ博士（Bowlby, J. M., 1981, pp.91-111）や，精神科医であるコリン・M．パークス博士（Parks, C. M., 1993）は，悲嘆がプロセスであることを提唱しました。さらに，アルフォンス・デーケン（Deeken, A.）博士は，著書『死への準備教育』（Deeken, 1996, pp.261-265）において，12段階の悲嘆のプロセスを示しました（**表1**，**図1**）。さらに，リンデマン博士，ボウルビィ博士，パークス博士などの影響を受けた，心理学者であるJ・ウィリアム・ウォーデン（Worden, J. W.）博士は，悲嘆のプロセスを完結させるための悲哀の4つの課題（**表2**）を挙げています（Worden, 1982/2008, pp.38-54）。

　対象喪失は，時間が経てば自然に忘れてしまえるものではありません。否認や怒り，悲しみ，自責などさまざまな心理状態を繰り返しながら，対象喪失を知的に理解し，情緒的にも断念していくのです。対象喪失後のただ中にいる人の言動は，一見了解困難なこともあるでしょう。しかし，このような心理的反応の過程を理解しておくことで，対象喪失により苦しんでいる人々の気持ちに寄り添い，支えていくことにつながります。

　本項ではいくつかの悲嘆のプロセスや課題を紹介しましたが，誰もが等しく直線的

表1 ◆ 悲嘆の12段階

第1段階 **精神的打撃と麻痺状態**	愛する人の死という衝撃によって，一時的に現実感覚が麻痺状態になる。心身のショックを少しでも和らげようとする一種の防衛規制である。短期間であれば意義があるが，長期間となると健康上好ましくない。
第2段階 **否認**	感情，理性共に死という事実の受容を否定する。「あの人が死ぬわけがない，きっと何かの間違いだ」という心理状態。
第3段階 **パニック**	身近な死に直面した恐怖により極度のパニックを起こす。悲嘆のプロセスの初期に顕著な現象であり，日常生活に支障を来す。
第4段階 **怒りと不当感**	根底に「不当な」苦しみを負わされたという感情がある。「自分は何も悪いことをしていないのに，なぜ私だけが」と故人や神，あるいは加害者，そして自分自身に対する強い怒りを感じることもある。
第5段階 **敵意とルサンチマン** **（恨み）**	周囲の人々に対して，敵意という形でやり場のない感情をぶつける。時には故人に向けられることもある。病死の場合は敵意の矛先が医療者に向けられるケースが圧倒的に多い。
第6段階 **罪意識**	過去における現実の，あるいは想像上の過ちを悔やみ，自分を責める。あの時こうしてあげればよかったなど，悔恨の念に苛まれる。
第7段階 **空想形成・幻想**	空想の中で個人がまだ生きているかのように思い込み，実生活でもそのように振る舞う。
第8段階 **孤独感と抑うつ**	葬儀などが一段落すると，紛らわしようのない寂しさが襲ってくる。健全な悲嘆のプロセスの一部分であり，必ず乗り越えられる。周囲の援助が大切である。
第9段階 **精神的混乱とアパシー** **（無関心）**	日々の生活目標を見失った空虚さから，どうしていいか分からなくなり，あらゆることに無関心になる。
第10段階 **あきらめ・受容**	自分の置かれた状況を明らかにし，愛する人がもはやこの世にはいないというつらい現実に勇気をもって直面しようとする努力が始まる。
第11段階 **新しい希望・ユーモアと** **笑いの再発見**	ユーモアと笑いは健康的な生活に欠かせない要素で，その復活は悲嘆プロセスをうまく乗り切りつつあるしるしである。
第12段階 **立ち直りの段階・新しい** **アイデンティティの誕生**	愛する人を失う以前の自分に戻るのではなく，新しいアイデンティティを獲得し，より成熟した人格者として生まれ変わる。

〔出典：Deeken, A., 1996/2000, pp.261-265を参考に筆者作成〕

にたどるプロセスや課題はないでしょう。なぜなら，悲嘆というのはあくまでも個人的な経験だからです。

　しかし，これらの理論を知ることで，悲しみの中にいる人の思いを理解し，支える一助にはなります。また，悲嘆過程の完了時期についても，さまざまな見解があります。大部分の場合，死別後1年ほど経つと，人生の新しいページをめくるようになります。しかし，かけがえのない大切な人の死や，予期しなかった死亡や自殺など，死別の要因によっては2年あるいはそれ以上かかることもあります。命日や記念日などには悲しみが強くなることもあるでしょう。それでも，死者を苦痛なく思い出せるようになった時が完了の目安である，もしくは悲嘆は決して終わることはなく，時が経つにつれてその頻度が減るだけである（Worden, 1982/1993）とも言われています。

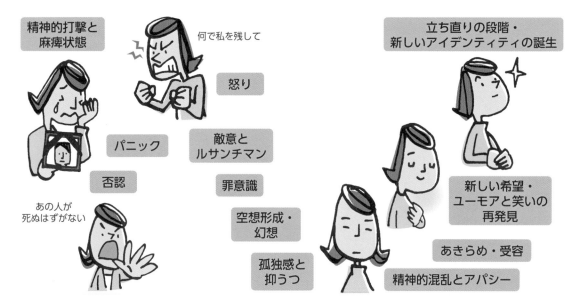

図1 ◆ デーケン博士の悲嘆のプロセス

精神的打撃と麻痺状態

何で私を残して

怒り

パニック

敵意とルサンチマン

否認

あの人が死ぬはずがない

罪意識

空想形成・幻想

孤独感と抑うつ

立ち直りの段階・新しいアイデンティティの誕生

新しい希望・ユーモアと笑いの再発見

あきらめ・受容

精神的混乱とアパシー

表2 ◆ 悲哀の課題理論

課題	説明
①喪失の事実を受容する	その人が死んだという事実，その人が戻ってくることはないという事実に直面すること
②悲嘆の苦痛を乗り越える	誰もが体験する身体的痛みと，喪失に伴う情緒的・行動的な痛みを乗り越えること
③故人のいない環境に適応する	故人の役割を担い，生活していけそうだという実感を持つこと
④故人を情緒的に再配置する	死者との思い出を持ち続けながら生活を続けること

〔出典：Worden, 1982/1993, pp.91-111.を参考に筆者作成〕

3. 不安に関する理論

　対象がはっきりしている不安や軽い不安感は誰しも感じるものであり，不安があるからと言って必ずしも病気であるということではありません。むしろ，不安によって課題に対し一生懸命努力しようというきっかけになることもあります。しかし，不安が極端に強ければ，日常生活に支障を来すことにもなり得ます。不安については長きにわたって多くの心理学者の関心事であり，さまざまな議論がなされてきました。不安の心理学的理論を大別すると，精神分析アプローチと認知行動アプローチに分けられます。

　ここでは，この2つのアプローチについて説明していきます。

1）不安の精神分析アプローチ

　精神分析の創始者であるフロイト博士は，「不安神経症」（Freud, 1895/1969）と

いう疾患単位を提唱しました。不安神経症の症状は，全般的な刺激性，不安に満ちた期待，不安発作，めまい，身体症状の5つに分類されます。このような神経症的不安は，その危険がほとんど何の役割も果たさないにもかかわらず，その人が抱く不安感は異常なほど強くなります。不安神経症は，現在ではDSM-Ⅳにおいて不安障害という疾患単位となりましたが，フロイト博士による不安神経症の分析は，その後の不安の理解に大きな影響を与えました。

　フロイト博士は1926年に『制止，症状，不安』を発表し，自我が不安を感じとることにより，抑圧が発動すると論じました（Freud, 1926/1970）。抑圧とは防衛機制の一種であり，不快な観念や記憶などを無意識のうちに押し込め，意識しないようにする働きのことです。防衛機制は，その事象に適応するために必要なことでもありますが，過度な防衛機制により，日常生活などさまざまなことに支障を来すこともあります。精神分析アプローチでは，この抑圧を和らげるようにアプローチしていきます。

2）不安の認知行動アプローチ

　行動主義的心理学と認知的アプローチを統合して，認知行動アプローチと言います。行動主義的心理学は，不安は誤った学習から生じるものであるという考えに基づき，人間の行動を変えようとすることを目的としています。そして認知的アプローチは，人の感情や行動を規定する認知プロセスを重視しています。

　認知行動アプローチにおいてパブロフの犬の実験として有名になったのが，現ロシアの生理学者イワン・P．パブロフ博士（Pavlov, I. P.）の条件反射理論（Pavlov, 1927）でしょう。パブロフ博士は次のような実験を行いました。まず，犬にメトロノームを聞かせ，餌を与えます。犬は餌を食べながら唾を出します。この2つのプロセスを条件づけと言い，これを繰り返します。そうすると，犬はメトロノームの音を聞いただけで唾を出すようになります。

　これを不安に置き換えると，不安は条件づけられた反応として理解できます。過去に不安を引き起こした不安刺激（餌）と，その時に不安刺激にくっついていたほかの刺激（メトロノームの音）が不安と強く結び付いてしまい，結果としてほかの刺激まで不安刺激となり，不安刺激がなくとも他の刺激だけで不安が増強することになります（図2）。

　その後，認知的アプローチが台頭することになりますが，有名なのはストレス・コーピング理論でも知られているリチャード・S．ラザルス博士（Lazarus, R. S.）です。ラザルス博士は，認知的評価が変わることで，不安などの心理的ストレスの程度は異なると考えています。このように，認知行動アプローチにおいては認知的評価をターゲットとし，不安と結び付いた場面を学習し直すことで，不安を和らげることを目指しています。今では，不安の認知行動アプローチのさまざまな理論やモデルが開発されていますが，本項ではチャールズ・P．スピルバーガー博士（Spielberger, C. D.）

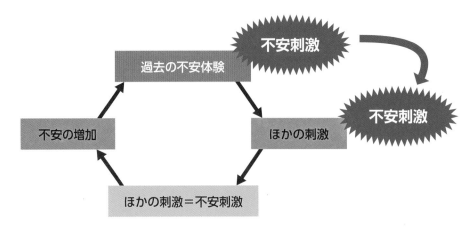

図2 ◆ 条件反射理論

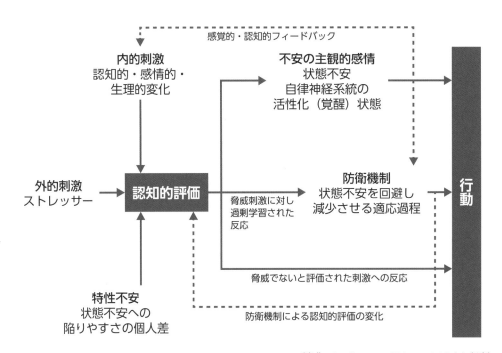

〔出典：Spielberger, 1966, pp.16-17.より訳出〕

図3 ◆ スピルバーガー博士による不安の状態―特性理論

の不安の状態―特性理論と、アーロン・T．ベック博士（Beck, A. T.）の不安の認知理論について説明します。

　スピルバーガー博士は、1966年に不安の状態―特性理論（**図3**）を発表しました（Spielberger, 1966）。状態不安（A-State）とは、主観的な不安感・緊張感と自律神経系の活性化を伴う一時的な感情―生理的反応として定義されています。不安の程度は、時間の経過によって変化する性質を持っています。一方で、特性不安（A-trait）とは比較的安定した不安に陥りやすい性格特性として定義されています。スピルバーガー博士は、特性不安が高い人は自信のなさや自己悲観的、失敗への恐怖という特徴

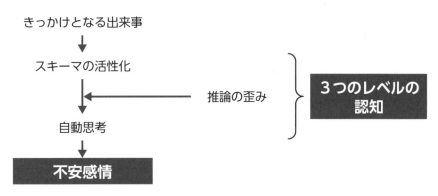

図4 ◆ ベック博士の不安の認知理論　　　　　　　　　〔出典：黒田，2009，p.177より引用，改変〕

があると述べています。このような人にとって，自分の能力が試されるような場面は
不安刺激となります。反して，人生を左右する大事なテストの前や手術などの物理的
ストレス下では，特性不安の強い人も低い人も一様に状態不安が高くなることが知ら
れています。

　さらに，スピルバーガー博士は，状態不安と特性不安を測る尺度「状態─特性不安
尺度（State-Trait Anxiety Inventory：STAI）」を開発しました（Spielberger,
1966）。これまでにも不安を測定する心理的尺度はありましたが，場面や状況などに
よって変化する状態不安と特性不安を分けた点で，STAIは画期的でした。状態不安
は現在の不安の程度を問うもので，「気が動転している」など20項目からなります。
一方，特性不安は普段の不安の程度を問うもので，「本当はそうたいしたことでもな
いのに心配しすぎる」など20項目からなります。STAIでは，この2つの不安を測定
することにより，不安から来る症状の把握とストレス下での気持ちの変化の両方を把
握することができます。

　次に，抑うつの認知モデルを提唱したベック博士は，不安にも認知モデルを適用し，
不安の認知理論へと発展させました。ベック博士の言う認知とは，自己と世界と未来
に対する個人的意味づけのことを指します。そして，感情は体験した出来事によって
生じるのではなく，出来事をどのように評価したかという認知から生じるとしていま
す（Beck, 1985, pp.349-365）。ベック博士は不安の認知理論（図4）の中で，認
知を自動思考，推論の誤り，スキーマの活性化3つのレベルに分類しました。第1の
レベルの自動思考は，危害と危険をテーマにしており，「きっと失敗してしまう」と
いった否定的な認知を意味します。自動思考は，直接的に不安を引き起こします。第
2レベルの推論の誤りは，不安な人の推論には独特の誤りがあるとしています。第3
レベルのスキーマの活性化とは，心の奥底にある信念であるスキーマが，きっかけと
なる何らかの出来事により活性化されることを意味します。スキーマが活性化され，
推論の誤りを介して自動思考によって不安を生み出すというのが，ベック博士の不安

の認知理論です。

　臨床場面で患者さんが示す不安は何通りも存在するため，患者さんが抱える不安をすべて把握するのは困難かもしれません。しかし，なぜ不安が生じているのか，その不安はどの程度のもので，日常生活に支障を来していないかなどを把握する上で，不安に関する理論は役立ちます。

　さて，ここまで悲嘆と不安について理論的に示してきました。ここからは，クモ膜下出血の患者さんの事例に，これらの悲嘆と不安の中範囲理論を適用していきます。

4. 事例の紹介

◆ プロフィール

　Ａさん，女性，44歳。地元の高校を卒業後，地元企業に就職しました。そこで出会った男性と26歳の時に結婚，子どもが2人おり，専業主婦でした。40歳の時に離婚し，子ども2人と共に実母が一人暮らしをする実家に移り住みます。離婚を機に再就職し，事務員として働いています。長男（18歳），長女（16歳）は高校に通学しています。離婚した元夫からの経済援助は受けておらず，Ａさんの収入と母親の年金で4人の生活を支えています。

　母親（70歳）は高血圧で内服治療中です。実妹は10年前に31歳でクモ膜下出血で亡くなっていました。

◆ 病気の経過

入院当日：いすに座って仕事をしている際中に急に頭痛を訴えたため，同僚が救急車を要請しました。嘔吐，めまい，左上肢のしびれを訴え，意識は清明で，明らかな四肢の麻痺はありません。会話は可能でしたが，既往歴やアレルギーの有無などの問診には答えられないこともあります。CTにてクモ膜下出血と診断され，集中治療室に入院となりました。既往歴はありません。入院時，母親は，「先生からお話を聞きましたが，今聞いても難しくてよく分からないです。先生にお任せします」と泣いていました。

手術当日：破裂脳動脈瘤クリッピング術を施行し，手術後ICUに帰室。自力開眼は見られず，看護師の問いかけへの反応もありません。頭痛による体動が激しく，鎮痛薬を1日2〜3回投与して疼痛コントロールを図っています。「痛い」などの単発語はあります。手術後に母親，長男，長女に説明面談を実施しました。母親は，「いろいろ聞いてもすぐ忘れちゃって，何を聞いてよいのかも分かりません。早く話ができればいいと思っています」と話しました。長男からの発言はなく，看護師の問いかけにも「大丈夫です」と無表情で返答するのみです。長女は全く声を発することはなく，うつむいて退室しました。

術後3日目：呼名で開眼し，手を握るなどの指示に従うことができ，疼痛部位などについて意思疎通が図れるようになりました。四肢を活発に動かし，明らかな左右差はありません。母親の面会時，主治医から病状の説明がありました。母親は，「術後の経過としては悪くないけれど，これから注意が必要ということですね」と医師の言葉を繰り返していました。また，「私，最近寝ていなくて。高血圧もあるからちょっとふらふらします」という発言があったため，看護師から自宅で少し休んだらどうかと促され，帰宅しました。

術後5日目：14時の時点では自分の名前や生年月日など言えていましたが，16時には自分の名前も言えず，指示に従えない状態に悪化しました。検査後，主治医から，脳梗塞を発症したことと，それに伴う失語があることが説明されました。

　母親は看護師に対し，「さっき先生に寝たきりか，よくて車いす生活って言われて，もうどうしたらよいのか。もし私にもしものことがあったら，あの子たちはどこにお願いしたらよいのか分からない。入院費もかさんでいるし，いろいろと考えないといけないことばかりあるのに何も解決できない。私の方がこの子（Aさん）に世話になろうと思っていたのに…。この子の妹も10年前にクモ膜下出血で亡くなっていて，気をつけないといけないねって話していたんです。まさか同じ病気になるなんてね。妹が亡くなった時は私がパニックになっちゃってね，家のこととか何にもできなくなって。この子に頼りきって，手続きやお葬式の手配などいろいろしてもらいました。あれから私も年を取ったし，この子も離婚して大変な10年でした。今は家にいても落ち着かないし，面会に来て顔を見る方が安心できていいです。看護師さんとお話ししていると，少し気持ちが楽になります。子どもたちはあんまり家で話をしなくて。それぞれに思うところがあると思うけどね，部活を頑張っているから，それを辞めさせるのもかわいそうだし」と，時々涙ぐみながら話しました。

◆現時点の全体像

　Aさんはクモ膜下出血の急性期で，破裂脳動脈瘤クリッピング術後の管理をしています。クモ膜下出血の合併症である脳梗塞を発症し，少しずつ改善していた意識状態が再び悪化しています。Aさん自身は現在会話ができない状態であり，母親や2人の子どもに対しても反応がありません。治療を継続していますが，さらに悪化する可能性もあります。

　一家の大黒柱であるAさんの入院に伴い，家族関係が変化しています。Aさんの担ってきた家庭での役割をAさんの母親が担うことになり，母親の負担が大きくなっています。長男，長女は面会回数が少なく，それぞれの思いを表出することはありません。母親はAさんの病状の変化に加え，孫の世話や入院費などの金銭問題，自分の病気などの不安を看護師に話し，少し気持ちが楽になると言っていますが，根本的に解決するすべは今のところ見いだせていません。

5. 事例のアセスメント：悲嘆の理論を活用する

　それでは，Aさんのアセスメントをしていきましょう。Aさんは44歳という若さでクモ膜下出血を発症し，破裂脳動脈瘤クリッピング術を施行しましたが，意識状態が変動し，術後5日目に脳血管攣縮に伴う脳梗塞を合併しました。治療を継続しても状態はさらに悪化する可能性があります。家族に対し医師からは，寝たきりか，よくても車いす生活と説明がありました。

　先述の悲嘆の理論とは，近親者の死だけでなく，愛情・依存の対照との別離や，環境・地位・役割・故郷からの別れ，自分の理想・所有物・身体的自己の喪失に対するさまざまな心理的・身体的症状を含む情動的反応を言います。この事例では，家族はAさんを失ってはいません。しかし，この先Aさんを失うかもしれない，もしくはAさんの介護が必要となり，自分たちの生活も変化せざるを得ない状況になるかもしれないことを予期し，悲嘆反応が出現する可能性があります。

　Aさんの母親は，10年前に同じ疾患でAさんの妹を亡くしています。その時のことを，母親は看護師との会話で，「妹が亡くなった時は私がパニックになっちゃってね，家のこととか何にもできなくなって」と言っています。この時の母親は悲嘆の12段階（P.45，**表1**参照）の中の第3段階だったと思われ，妹の死から10年の間に，悲嘆の12段階を完結できたのではないかと考えます。その時の状況を現在の状況に照らし合わせると，「予期悲嘆」の状態であると考えられます。急性期の現場では，急な死別を経験する家族も少なくありません。正常な悲嘆の過程を辿れるか，家族の悲嘆作業（グリーフワーク）を行えるかが大切であり，看護師として家族の気持ちに寄り添い支えるために，悲嘆の理論の理解が重要になると考えます。

6. 事例のアセスメント：不安の理論を活用する

　「不安」は日常生活でもよく使われている言葉なので，なじみがあると思います。中範囲理論における「不安」は，先述のとおり「精神分析アプローチ」と「認知行動アプローチ」に分けられます。精神分析アプローチでは，過度な防衛機制により日常生活などさまざまなことに支障を来すこともあるため，抑圧を和らげるようにアプローチします。抑圧とは，不快な観念や記憶などを無意識のうちに押し込めて，意識しないようにする働きとされています。事例ではAさんの母親に対し，現在の思いやAさんの妹を亡くした経験を話すように看護師がかかわり，「気持ちが楽になる」と言う言葉を引き出しています。

　一方の認知行動アプローチでは，不安は誤った学習から生じるものとされており，不安と結び付いた場面を学習し直すことで，不安を和らげることを目指しています。

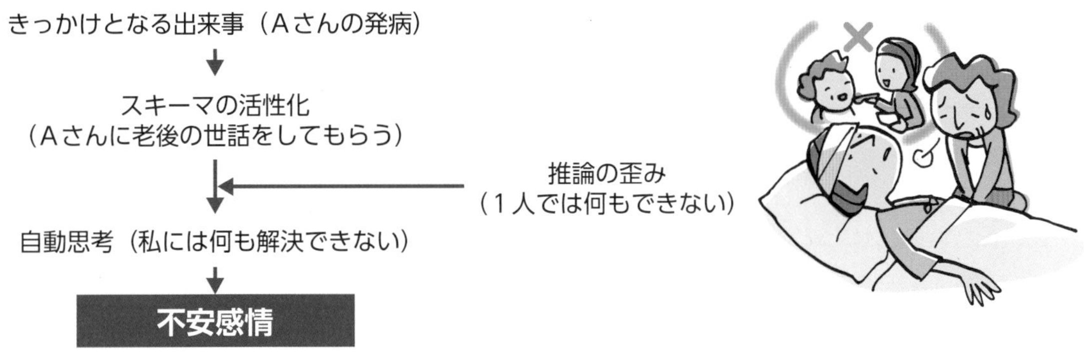

きっかけとなる出来事（Aさんの発病）

↓

スキーマの活性化
（Aさんに老後の世話をしてもらう）

↓　　　　　推論の歪み
　　　　　（1人では何もできない）

自動思考（私には何も解決できない）

↓

不安感情

図5 ◆ Aさんの母親の不安認知理論

　ベック博士の「不安の認知理論」を使って事例を考えてみます。Aさんの母親はAさんの発病というきっかけで，Aさんに老後の世話をしてもらうつもりだったというスキーマが活性化され，1人では何もできないという推論の歪みを介して，私には何も解決できないという自動思考から不安を生み出していると考えられます（**図5**）。

　不安と言っても，患者さんによって程度や表出方法はさまざまです。「不安がある」という言葉をどのように理論に当てはめてアセスメントするかを理解することで，患者さんとより深い話をすることができるのではないでしょうか。

7. おわりに

　本項では悲嘆と不安の2つの中範囲理論を解説し，クモ膜下出血のAさんの事例を紹介しました。急性期における患者さん・家族の気持ちの揺れに焦点を当て，2つの理論を用いてアセスメントしました。心理面のアセスメントは難しいと考える学生も多いと思いますが，理論を用いると少し頭の中が整理され，必要な情報が分かってくるのではないでしょうか。ぜひ活用してみてください。

文献
American Psychiatric Association（2013）．高橋三郎，大野裕．（監訳）．（2014）．DSM-5精神疾患の分類と診断の手引．東京：医学書院.
Beck, A T., Emery, G., & Greenberg, R. L. (1985). Anxiety disorders and phobias；A cognitive perspective. New Yore, US.：Basic Books.
Bowlby, J. (1980). 黒田実郎，吉田恒子，横浜恵三子他．（訳）．（1981）．母性関係の理論Ⅲ 対象喪失．東京：岩崎学術出版社.
Deeken, A. (1996). メヂカルフレンド社編集部．（編）．（2000）．死を看取る〈叢書〉死への準備教育第2巻．東京：メヂカルフレンド社.
Freud, S. (1916). 井村恒郎．（訳）．（1970）．悲哀とメランコリー．フロイト著作集第6巻．東京：人文書院.
Lindeman, E. (1963). Symptomatology and management of acute grief., Pastoral Psychology, 14, 8-18.
Parks, C. M. (1972). 三野善央，曽根良雄他．（訳）．（1993）．死別－遺された人たちを支えるために．東京：メディカ出版.
Pavlov, I. P. (1927). An investigation of the physiological activity of the cerebral cortex. Conditioned Reflexes. London, U. K.：Oxford University Press.
Spielberger, C. D. (1966). Anxiety and behavior. New Yore, US.：Academic Press.
Worden, J. W. (2008). 山本力．（監訳），（2011）．悲嘆カウンセリング 臨床実践ハンドブック．東京：誠信書房.

◆4 慢性期の事例

福田和明

1. はじめに

　慢性病の患者さんは，治療と共にライフスタイルの変更や生活の再構築が必要となります。また，患者さん自身の積極的なセルフマネジメントが重要です。そして，患者さん自身が主体的に治療や療養法に取り組み，セルフマネジメント能力を高めるための看護支援を考える上で，保健行動に関する中範囲理論を活用することは有用です。理論を活用することで，患者さんの理解がより深まり，効果的な支援が可能となります。

　本項では，心筋梗塞のＡさんの事例について，保健行動に関する理論のうち，「健康信念モデル」と「変容ステージモデル」の２つを活用し，Ａさんのより深い理解と適切な看護支援の提供を目指します。

　それでは，まず２つの中範囲理論について，主要な概念や考え方を説明します。その上で，Ａさんの事例について考えます。

2. 健康信念モデル

　慢性病の多くは，生活習慣が大きくかかわっています。例えば，偏った食生活や過剰なカロリー摂取，運動不足，過剰な飲酒，喫煙など，不健康な生活習慣の積み重ねが原因となることが多くあります。学生の皆さんも，実習や授業の勉強のために生活が不規則になり，食事や睡眠が十分にとれなくなることで免疫力が低下し，体調を崩したことがあるでしょう。慢性病の場合も，年齢や性別，環境などの要因のほか，患者個人の生活習慣や健康のための行動が重要となります。この健康のための行動を「保健行動」と言います。

　「保健行動」には，その人の健康や病気に対する考え方が影響します。そして，健康や病気についてどのように考えているか，「保健行動」をどのように考えているかなど，健康や病気，病気の管理に関する考え方を「健康信念」と言います。この「健康信念」と「保健行動」の関係を説明した理論の一つが，「健康信念モデル」です。このモデルが開発された背景を見てみましょう。

　1950年代初め，公衆衛生分野では病気の治療よりも予防に重点が置かれ，当時の保健活動は知識普及を目的とした健康教育が主流でした。医療者が指導を行うこと

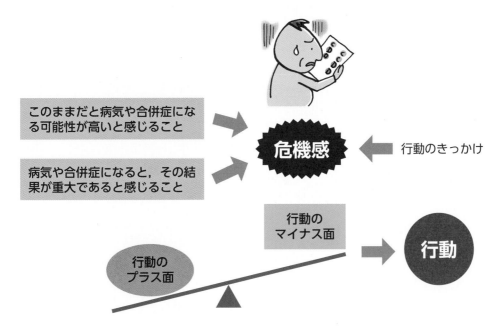

図1◆健康信念モデル

で，人々の生活習慣や行動が変化することを目指していました。

1950年代当時のアメリカでは結核が流行し，その早期発見が課題でしたが，胸部X線検査の受診率は低く，多くの人々が「自分は結核にはならないし，検査を受けても仕方がない」と考えていたようです。そして調査の結果，人々の受診行動は，「自分が結核に罹患するかもしれない」という認識と，「検査は結核のスクリーニングに有効である」という認識に影響されることが分かりました。また，「受診者は未受診者よりもこれらの認識が高い」という結果でした。

その後，1960年代から1970年代にかけて，多くの研究者が検診以外の保健行動の研究を積み重ね，予防接種や食事制限，禁煙などの予測にも使うようになりました。そして1974年，アメリカの社会心理学者のアーヴィン・M．ローゼンストック（Rosenstock, I. M.）博士とマーシャル・H．ベッカー（Becker, M. H.）博士により，健康信念モデルが正式な形として発表されました。

では，具体的に，健康信念モデルを見ていきましょう。この中範囲理論の重要な概念である「健康信念」は4つあります（**表1**）。

①**病気の罹患性の認識**：これは，自分自身が病気にかかる可能性に対する認識です。例えば，咳や発熱などの自覚症状があれば，風邪をひいたかもしれないと考えるように，自分自身で思い当たる要因があればあるほど，この認識は高くなります。

②**病気の重大性の認識**：これは，自分が病気にかかれば，どれだけ大変なことになるかという重大性に対する認識です。例えば，自分は高齢者だから，風邪をひいたら重症になりやすい，手術は身体への負担が大きいなどの考えを指します。これは，

表1 ◆ 健康信念モデルの重要概念

健康信念：人の健康や病気に対する自分の思いや考え

4つの健康信念

①**病気の罹患性の認識**：自分が病気や合併症になる可能性に対する認識 ⎫
②**病気の重大性の認識**：自分が病気や合併症になった場合の結果の重大性に対する認識 ⎬ 脅威の認識
　※病気に対する脅威の認識：ある事態に対する"このままではまずい"と危機感を感じる認識 ⎭
③**予防的保健行動の有益性の認識**：人がある保健行動を行うことによって得るメリット，利益に対する認識
④**予防的保健行動の障害の認識**：人がある保健行動を行うことを妨げる要因に対する認識

　病気やその治療の結果生じる問題について，その人がどの程度「価値」を置いているかに関係します。高齢のため重症になりやすい，身体への負担が大きいという考えは，その人が身体面の安定に大きな価値を置いていると考えることができます。以上の「病気の罹患性の認識」と「病気の重大性の認識」の2つから，「病気への脅威の認識」が形成されます。この認識が高ければ高いほど，その人は何らかの「保健行動」を実行する可能性は高まります。

③**予防的保健行動の有益性の認識**：これは，自分が保健行動を実行することで，具体的にどのような利益を，どの程度得られると考えているかを指します。例えば，甘いお菓子を控えることで血糖値の上昇を抑えることができるなど，保健行動による利益の予測と健康上の意味づけを表しています。

④**予防的保健行動の障害の認識**：これは，保健行動を実行する上で，どのようなことが障害となるか，それはどの程度考えているかを指します。例えば，外食を控えることで友人との付き合いに支障が出るなど，保健行動に伴う障害の予測と健康上の意味づけを表します。つまり，「予防的保健行動の有益性の認識」の真逆になります。

　では次に，健康信念と保健行動の関係について，ベッカー博士とルイス・A．メインマン（Mainman, L. A.）博士の健康信念モデル（**図2**）を基に見てみましょう。

　「病気の罹患性の認識」や「病気の重大性の認識」には，年齢や性別，人種・民族，性格や社会的地位，周囲の人々からのプレッシャーなど，さまざまな要因が影響しています。そして，これらの認識は「このままでは大変だ」という危機感につながり，"病気への脅威"を形成します。この脅威が大きければ大きいほど，その人は医療者に勧められた「保健行動」を実行する可能性が高まります。

　しかし，なかには脅威をあまり感じない人もいます。その場合，「保健行動」を実行する可能性は低くなりますが，このような人に具体的な療養法を指導したとしても有効ではありません。まずは，その認識を修正することが必要です。例えば，合併症の発症率や予後を説明するなど，他人事ではなく自分自身のことととらえてもらう働き掛けが重要となります。また，医療者からの説明だけではなく，テレビ・新聞・雑誌・SNS

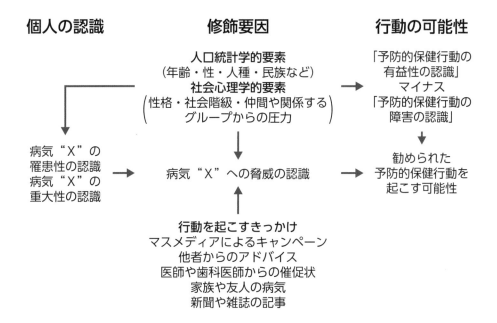

個人の認識　　　　　　修飾要因　　　　　　行動の可能性

人口統計学的要素
（年齢・性・人種・民族など）
社会心理学的要素
（性格・社会階級・仲間や関係する
　グループからの圧力）

「予防的保健行動の
　有益性の認識」
マイナス
「予防的保健行動の
　障害の認識」

病気 "X" の
罹患性の認識
病気 "X" の
重大性の認識　　→　　病気 "X" への脅威の認識　　→

勧められた
予防的保健行動を
起こす可能性

行動を起こすきっかけ
マスメディアによるキャンペーン
他者からのアドバイス
医師や歯科医師からの催促状
家族や友人の病気
新聞や雑誌の記事

図2◆基本的な健康信念モデル　　〔出典：Becker, M. H. & Mainman, L. A., 1975, pp.10-24.〕

などによる情報や，同じ病気の人からの助言なども「行動のきっかけ」になります。

　「予防的保健行動の有益性」と「予防的保健行動の障害」との関係では，"有益性"から障害"を差し引いた結果が，保健行動の実行可能性に影響します。つまり，両者を秤にかけ，"有益性"が"障害"よりも大きい時，保健行動の実行可能性は高まります。

　以上，4つの健康信念について説明してきましたが，最も保健行動に影響するのは"障害"への認識です。皆さんが担当患者さんへ看護を提供する時，"有益性"を強調しても"障害"を大きくとらえていたら，保健行動を実行する可能性は低くなります。また，患者さんの"脅威"への認識が高くない場合も，保健行動の実行可能性は低くなります。したがって，まずは患者さんの4つの健康信念に関する情報収集とアセスメントをしっかり行うことが最も重要です。

　この健康信念モデルは，患者さんの健康問題において，その認識が大きく関与している場合に有効になります。このモデルを活用することで，看護支援が必要な課題を明確化し，適切な介入ができるよう頑張ってみましょう。

3. 変容ステージモデル

　変容ステージモデルは，アメリカの健康心理学者のジェイムス・O．プロチャスカ（Prochaska, J. O.）博士らによって，1980年代に説かれた保健行動に関する中範囲理論です。この理論は，自ら禁煙する喫煙者と，専門的な禁煙治療を受ける喫煙者を比較する研究から導かれました。人々が健康問題をどのように克服するのか，あるい

表2 ◆ 変容ステージモデルの重要概念

変容ステージ	人がいつ変化するかを表し，行動変容に関する準備性や実施期間によって6つのステージに分類される（表3）。
変容プロセス	変容ステージを移行するための行動を開始し，継続するために必要な方略あるいは方法ステージが進行するにつれて人がいかに変化するかを表したもの。
意思決定バランス	行動変容を行うかどうかを検討する際，行動時に予測される利益（プロズ）と不利益（コンズ）をはかりにかけること。
自己効力感	不健康あるいは高リスクな習慣に逆戻りせず，高リスクの状況に対処できるという状況特異的な自信。

表3 ◆ 変容ステージの定義

ステージ	定義
前熟考期	6カ月以内（予測可能な将来）に行動を変えようとは考えていない時期
熟考期	6カ月以内（予測可能な将来）に行動を変えようと考えている時期
準備期	1カ月以内（近い将来）に行動を変えようと考えている時期
実行期	すでに行動変容しているが，その期間が6カ月に満たない時期
維持期	6カ月以上，変更した行動を維持している時期
完了期	行動を変化させ，決して逆戻りする心配なく対処できるという自信がある時期

は好ましい行動を獲得するのかを説明した理論ですが，健康のための行動変容について理解し，その行動変容を促す理論とも言えます。

では，具体的に見ていきましょう（**表2**）。

◆変容ステージ（表3）

まず，プロチャスカ博士らは行動変容を一つのプロセスととらえ，6つのステージに分類しました。それを「変容ステージ」と言います。

①**前熟考期**：「6カ月以内に行動を変えようとは考えていない」時期になります。この時期のほとんどの人は，問題に気づいていないか，あるいは知らされておらず，情報不足の状態にあります。

②**熟考期**：「6カ月以内に行動を変えようと考えている」時期です。ここでは問題の存在は分かっていますが，行動を起こすと約束していません。行動変容による不利益を肯定的に評価することに苦労し，立ち往生してしまうことがあります。

③**準備期**：「1カ月以内に行動を起こそうと考えている」時期です。いわゆる "赤ちゃんの歩み" と呼ばれるように，小さな行動の変化が頻繁に見られます。しかし，効果的な基準までは達しておらず，問題行動の改善は十分ではありません。

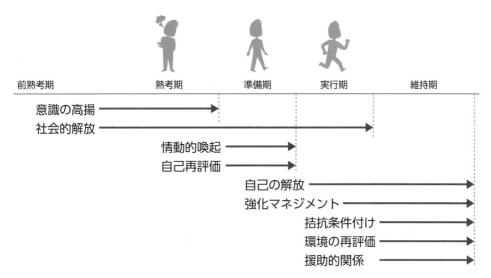

図3 ◆ 変容ステージにおける変容プロセス

〔出典：Prochaska, J. O., Norcross, J. C., DiClemente, C. C., 1994.より引用，改変〕

④**実行期**：「ライフスタイルに明確な修正を加えて6カ月以内である」時期です。ここでは問題行動の修正やそのための努力が見られることが特徴であり，本人にとってはかなりの時間とエネルギーを必要とします。

⑤**維持期**：「6カ月以上，適切な行動が続いている」時期です。人々が逆戻りするのを防ぎ，得られた利益を統合します。慢性病の患者さんはこのステージが続くことになりますが，最もエネルギーを要するため，行動変容の安定化と逆戻りの回避が重要です。

⑥**完了期**：「行動変容を目指す人にとっての究極のゴールとなる」時期です。このステージの人は，もはや誘惑や脅威を感じない状態です。逆戻りする不安はなく，問題に対処できるという完全なる自信を持ちます。つまり，自己効力感が最も高いステージです。

　慢性病の場合，喫煙以外の保健行動では「維持期」が生涯継続され，完全な行動変容は難しいことから，一般的には5つのステージが紹介されていますが，ここでは6つのステージを紹介しました。

　当初，プロチャスカ博士らは，変容ステージは直線的に進行すると考えていましたが，実際にはらせんパターンをたどると考えられています。また，らせんも無限に回転するわけでなく，元の位置に戻ることはないと言われています。つまり，ほとんどの人が逆戻りを起こすものの，徐々に維持期に達する人が増えると思われます。通常，ある行動を起こす回数が多ければ多いほど，予後は良好と言われています。

◆変容プロセス

　変容プロセスは，変容ステージを移行するための行動を開始し，継続するために必要な方略あるいは方法のことです。変容プロセスと変容ステージの関係を**図3**に示し

ます。変容ステージにより，使用される変容プロセスが異なることが分かります。変容プロセスには，**経験的・認知的プロセスと行動的プロセス**の2つがあります。では，具体的に見ていきましょう。

経験的・認知的プロセス

①**意識の高揚**：「自己や問題行動に関する情報を増やすこと」です。病気や療養法の情報を収集したり，自分の行動を振り返ったりします。その結果，問題行動の原因や結果，および解決策に関する気づきが高まります。これは変容プロセスにおいて最も広く使われるものです。

②**社会的解放**：「保健行動の変化を支援する方向に社会規範が変化していると認識すること，社会的選択肢を増やすこと」です。行動変容の開始や継続において，外部環境が提供できる代替案のほかに，健康管理に関する社会の動きや活用できる社会資源の情報収集も含まれます。

③**情動的喚起**：「自分の問題や解決策に関する感情を経験し，表現すること」です。対象者は現在の問題行動やそれによって生じる結果をイメージし，不安や恐怖などの感情を経験します。

④**自己の再評価**：「問題に対する自己の感情や考えを評価すること」です。問題行動の振り返りや自己の評価と共に，問題行動の改善で生じるプラスのイメージを膨らませることなどが考えられます。

⑤**環境の再評価**：「自分の周りの社会的あるいは**身体的環境に対する問題行動のネガティブな影響，あるいは健全な行動のポジティブな影響を評価すること**」です。ネガティブなものだけではなくポジティブな影響も考え，行動変容しなければならないという感情を経験することが重要です。

行動的プロセス

①**拮抗条件づけ**：「問題行動と置き換えることができるような，より健康的な行動を学習すること」です。これを使用する人は，現在の問題行動を健康的な行動に置き換える方法を模索しています。問題行動の実施への衝動に対し，代替的行動を行うことになります。

②**強化マネジメント**：「行動変容ができたことに対し，自分に褒美を与える，あるいは他人から褒美を受けること」です。行動変容を促進したい人は，肯定的な行動を継続的に強化し，一方で問題行動を減少させる方法を模索します。望ましき行動の実行で周囲の人々から賞賛を受けることで自分へのご褒美を考え，実行する喜びや達成感を高めることです。

③**自己の解放**：「新しい自分に関心を向け，実行する意欲を持ち，選択してコミットすること。また，行動変容できると信じること」です。周囲の人々や自分自身に行動変容を宣言（公約）することで自らを拘束し，実行できるという考え方です。こ

の宣言が周囲の人々に行われる程度に応じて利得を得ます。また，具体的で達成可能な目標を設定し達成することで，さらに意欲は高まります。

④援助的関係：「保健行動の変化のための社会的支援を求め，利用すること」です。周囲の人々からのサポートや社会資源の活用，自助グループへの参加などが考えられます。

⑤刺激のコントロール：「問題行動を起こすきっかけを取り除くことにより，問題行動の発生を抑制すること」です。自分は行動変容のために頑張っているのだということを思い起こさせるために使われます。

◆意思決定バランス

プロチャスカ博士は，アーヴィング・L．ジャニス（Janis, I. L.）博士とレオン・マン（Mann, L.）博士の意思決定モデルを使用しています。「意思決定バランス」とは，効果的な保健行動に伴う利益（プロス）と不利益（コンス）のバランス，と定義づけられます。例えば，朝の散歩という行動における「プロス」は，「体重や腹囲が減る」「便通が良くなる」「気持ちが良い」「1日の意欲がわく」などです。一方「コンス」は，「毎朝起きるのがつらい」「寒い」「日中に眠くなる」「疲れる」などです。通常，人は「プロス」と「コンス」を秤にかけ，「プロス」の方が大きいと判断した場合に，その行動の実行可能性は高まります。

変容ステージとの関係で言えば，「前熟考期」から「熟考期」のような初期のステージでは「コンス」を大きく感じ，「プロス」を小さく感じます。そして，「実行期」から「維持期」のような後半のステージでは，逆に「プロス」を大きく感じるように変化します。さらには，「コンス」が大きくなり「プロス」が小さくなると，変容ステージは逆戻りします。

◆自己効力感

アルバート・バンデューラ（Bandura, A.）博士の理論をもとに，「不健康あるいは高リスクな習慣に逆戻りせず，高リスクの状況に対処できるという状況特異的な自信」と定義づけられます。人はある行動が望ましい結果をもたらし，その行動をうまく実施できるという信念がある時，その行動の実行可能性は高まります。

また，行動変容への自信が高まったり，行動を休もうとする誘惑が弱くなったりした場合，変容ステージは先に進みます。反対に，自信を失ったり誘惑が強くなったりした場合，逆戻りします。

以上，変容ステージモデルについて解説しましたが，皆さんは担当患者さんが現在，変容ステージのどの段階にいるのか，そのステージの進行に有効な変容プロセスは何かを考えることが大切です。そして，変容ステージの逆戻りや促進要因のアセスメントを行うことで，適切な看護支援につながります。

それでは，2つの中範囲理論を活用する事例を紹介しましょう。

4. 事例の紹介

◆プロフィール

　Aさんは59歳の男性です。大学を卒業して百貨店に入社し，現在は地下食品売り場のバイヤーをしています。55歳の妻，25歳の娘，20歳の息子との4人暮らしです。身長は170cm，体重は80kg，BMIは27.7です。Aさんの入院前の日常生活を**表4**に示しました。

◆現在までに至る病気や治療の経過

　Aさんは50歳の時に糖尿病と診断され，血糖降下薬の内服を始めました。また，30年以上の喫煙歴があります。仕事上出張が多く，さまざまな商品の試食や取引先との会食も多くあります。

　3カ月前，仕事で地方の和菓子屋を訪問する際，突然胸にグーッと痛みを感じ，しばらく喫茶店で休憩し，その後痛みは治まりました。しかし，1カ月前の夜，急にみぞおちの辺りが苦しくなり，「胃が悪いのかな」と思っていましたが，翌朝，朝食後に胸の苦しさが増したため，かかりつけ医を受診しました。病院に到着後も胸の圧迫

表4 ◆ Aさんの入院前の日常生活

平日：6時半に起床し，朝食後（米飯，味噌汁，卵焼きなど），電車で1時間半をかけて出勤する。通常，10～18時の勤務であるが，地方の生産者や小売店などへの出張が多く，季節の変わり目やイベント前は終電近くになるまで残業することも多い。
帰宅後，19～20時ごろに夕食。米飯や麺類などの炭水化物や油料理が好きである。その後，入浴やテレビ鑑賞をして過ごす。23時ごろ，就寝。

休日：家族と自動車で買い物に行くことがあるが，それ以外は自宅でテレビを見て過ごすことが多い。通勤以外は運動することはない。

その他：喫煙あり（20歳から39年。30本/日）。仕事上，甘い菓子類の摂取や飲酒の機会が多いが，自宅ではほとんど摂取しない。特に趣味はなく，食べることを一番の楽しみとしている。

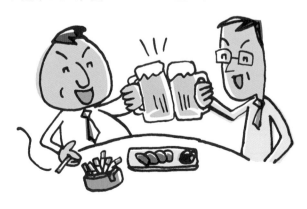

感はひどく，死んだ方がましだと思ったくらいの激痛に襲われました。血管拡張薬の舌下錠を内服しても治まらず，心筋梗塞の疑いのため心電図と血液検査を行い，その後救急搬送となりました。病院到着後，直ちに経皮的冠動脈インターベンション（PCI）を受け，薬物溶出性ステントを留置しました。

血液検査の主な結果は，AST：156IU／L，ALT：152IU／L，LDH：413IU／L，CK：202IU／L，CKMB：30IU／L，トロポニンT：陽性でした。

入院は約2週間に及びましたが，術後の経過も順調のため，間もなく退院することになりました。

◆現在の治療

現在は血小板の凝集を抑制するアスピリン，高血圧治療薬，高コレステロール薬，血糖降下薬を服用しています。

◆現時点の全体像

糖尿病や喫煙などの影響もあり，Aさんは動脈硬化が進み，急性心筋梗塞を起こし，PCIを受けて回復状態にあります。今後はAさんが入院前の生活を改めて見直し，心臓の調子と上手に付き合い，より健康的に生活できることが望まれます。また，今回Aさんは薬物溶出性ステントを留置したため，再狭窄の頻度は減少していますが，動脈硬化のリスクもあります。よって，Aさんは動脈硬化の進行を抑えるため，処方された薬を正確に服用し，生活習慣も改善することが求められます。しかし，Aさんは職場で重要なポストにつき，仕事柄適切な食生活を送る上でリスクがあり，仕事と療養生活の両立は簡単なことではありません。

現在，退院指導を受けるに当たり，Aさん自身は動脈硬化や再狭窄を予防するために，生活習慣を改善する必要性は認識していると思われます。しかし，勧められた療養法を遵守する自信はなく，仕事と両立するための具体的な方法に関する情報を持っていないと推測されます。

面談で語られたAさんの過去から現在に至る気持ちを**表5**に示します。

5. 事例のアセスメント：
健康信念モデルを活用する

まず健康信念モデルを用いて，Aさんの事例をアセスメントしてみましょう。

Aさんは今回胸痛症状が出現し，速やかにかかりつけ医を受診し，救急搬送後にPCI治療を受けたことで生命の危機を脱しました。しかし，糖尿病や喫煙などの影響があり，冠動脈の再狭窄や新たな心筋梗塞のリスクは高いと言えます。Aさん自身が主体的に療養法を仕事と両立させながら実行していくことが，健康管理にとって重要な鍵となります。

表5 ◆ Aさんとの面談内容

　最初，出張中に胸が痛くなった時はどうなるかと思いました。でも，しばらく休憩したら痛みも治まったので，疲れているのかなと思っていたんです。痛みが出たのも忘れたころになって，夜みぞおちの辺りが苦しくなったんですが，その時は「食べたものがあたったのかな」と思っていました。でも，翌日の朝になったら胸の苦しさがひどくなったので，普段かかっている医院を受診しました。もう病院に行く途中は苦しくて，死んだほうがましだと思うくらいでした。結局，いきなり救急車で運ばれることになって，本当にびっくりしました。後で聞いたら，本当に危なかったみたいです。

　病院に着いて，そのまま手術室に運ばれて，太ももの付け根からカテーテルが挿入されたんですけど，管が心臓に向かって進んでいく途中で，時々ジリジリッとするのを感じました。

　手術を受けてからは胸の痛みは完全に治りました。今回はかかりつけの先生のおかげで命拾いをしました。心筋梗塞の徴候が現れていなかったら，手術はもっと遅くになっていたかもしれないと言われました。

　主治医の先生からは，手術の後が大事だと聞いています。私は糖尿病がありますからね。糖尿病じゃない人に比べれば，血管も詰まりやすいし，心筋梗塞になる確率が高いそうですね。今回は助かりましたけど，また同じようなことが起こるリスクはあると思います。だから，先生や看護師さんからは，今までの生活を見直そうと言われているんです。普段，昼食や外出した時などは，麺類やお好み焼，唐揚げや豚カツなんかを食べることが多いんです。炭水化物と油ものが昔から好きなんでね。ただ，妻が「これからはお昼の弁当を作るよ」とは言ってくれていて，協力はしてくれると思いますけどね。

　でも，私の場合，出張の仕事が多いんですよ。地方の売れそうな商品を探し，百貨店に出店してもらうような交渉をしたり，イベント時には一緒に手伝ったりする仕事もあるんです。だから，甘いお菓子やお酒を飲む機会がどうしても多いんですよ。せめて普段は食べないようにしていますけどね…。

　それに，たばこも1日30本は吸っていました。仕事で何かあるとどうしてもイライラしてね，やめられなかったんです。でも，今回こんなことがあったからやめないといけないかなと思うんですが，果たしてやめられるか自信はありません。

　仕事は退院して先生の許可が出てから復帰するので，もうしばらく後になりますね。もうかなり休んでいるので，仕事のことがとても気になっていて，何だか焦る気持ちもあります。百貨店というのは季節ごとにいろいろなイベントを催すでしょ。その企画や運営など，いろいろ大変なんですよ。復帰したら，上司に出張の回数を減らしてもらうよう頼んでみるつもりですけど，1年中何らかのイベントがあって忙しいから，果たしてどうなるか。それに，食事もカロリーや塩分に気をつけないといけないと言われていますが，取引先でまさか試食しないわけにもいかないし，接待も仕事のうちですからね。困ったもんです。

　正直なところ，仕事に復帰した後，この心臓とうまく付き合っていけるかどうかはやってみないと分からないという感じです。自信はないですねぇ…。だって，あれもダメ，これもダメ，ということが多いじゃないですか。今の仕事を選んだのも，いろいろな土地のおいしい物を食べる機会が多い，というのも魅力の一つだったんですよ。だから，食べるものを制限するのは一番きついですね。名産品の仕入れに行って何も食べなかったら，この仕事はあがったりですよ。最悪の場合，職場を変えてもらうしかないのかな。でも，私は今の仕事が気に入っているので続けたいんですよ。

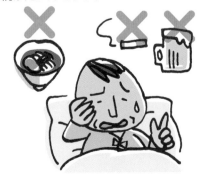

Aさんは今回，九死に一生を得た思いを体験していますが，退院後の療養法の遵守と仕事との両立に複雑な思いを持っているようです。出張時に自覚症状を体験していますが，その時は重大な病気であるとは思わず，受診行動にはつながりませんでした。仕事が忙しかったことや，休憩したら症状が消失したこともその理由かもしれません。この時点では，自らの健康状態に危機感を持っていなかったと考えられます。

　しかし，1カ月後に激痛を体験したことで，病気の診断・治療につながりました。現時点では退院を間近に控え，「今後も再狭窄や心筋梗塞，脳梗塞などのリスクはある」という医師の説明も理解できているようです。したがって，「病気の罹患性の認識」はあると考えられます。また，Aさんは「死んだ方がましだ」と感じるほどの激痛を体験し，もう少し遅ければ命にかかわっていたかもしれないと知り，「病気の重大性の認識」もあると考えられます。つまり，Aさんの心筋梗塞に対する"脅威"はある程度大きなものになっていると推測できます。

　健康信念モデルによれば，病気への脅威が大きければ大きいほど，保健行動を実行する可能性は高まりますので，Aさんが今後必要な療養法を実行する可能性はあります。しかし，Aさんは「実行する必要性は分かるが，自分に実施できるか自信がない」と感じています。つまり，Aさんは保健行動に伴う「有益性」よりも「障害」を強く感じている状況にあると考えられます。

　Aさんへの看護支援としては，「有益性」と「障害」のバランスをとることが重要です。「有益性」を強く感じることができれば，実行可能性は高まりますので，Aさんが具体的にどのような療養法を実行しようと考えているのか，食事や運動などの生活習慣の改善や正確な服薬行動の遵守などで何が得られると考えているか，実行にあたり何が「障害」になると考えているかを情報収集し，アセスメントすることが必要不可欠です。現時点では，Aさんはやってみないと分からないと感じていると同時に，取引先との関係や職場異動などの不安を感じていると考えられ，「有益性」よりも「障害」の方が大きいと考えていると思われます。

　では，Aさんの「自己効力感」はどうでしょうか。Aさんは「自信がない」と話しており，生活習慣の改善や療養法の遵守に対する自己効力感は高くないと考えられます。また，自らの胸痛体験や医療者からの情報提供などが「行動を起こすきっかけ」になろうとしていると考えられます。

　以上のアセスメントを踏まえ，Aさんへの看護介入を考えてみましょう。

　Aさんは病気への脅威をある程度感じていますし，医療者の説明に対する理解力もあります。最も重要なことは，Aさんに「有益性」を強く感じてもらうことです。例えば，塩分や菓子類，お酒の摂取を控え，正確な服薬を遵守した生活を続けることで，血圧や血液検査値，体調などにどのような変化があるのかを数値で示しながら説明する工夫はできると思います。また，取引先との接待や外食について，職場の上司や同

僚，家族と相談しながら調整することも必要でしょう。完全に「障害」を除去することは難しくても，「有益性」をより強く感じることで，療養法の実行可能性は高まり，Aさんの自己効力感も高まると考えられます。

健康信念モデルは，病気や療養法に対する認識が鍵となる，患者を理解する上で有用な中範囲理論です。慢性病を抱え，病気と共に生活していく患者だけではなく，地域で生活する健常者の健康促進にも活用できます。

6. 事例のアセスメント： 変容ステージモデルを活用する

Aさんには動脈硬化の進行を抑え，血管の再狭窄や心筋梗塞，脳梗塞を予防するための行動変容が求められています。変容ステージモデルを用いて事例を考えてみましょう。

Aさんは出張中に胸痛を体験した時，その症状が心筋梗塞の前兆であるとは考えていないでしょう。休憩したことで症状が消失したため，深刻に受け止めなかったとしてもやむを得ないかもしれません。したがって，プロチャスカ博士らの分類によれば，この段階は「前熟考期」にあると考えられます。また，糖尿病についても薬は服用しているものの，食事や運動などの普段の生活で気をつけていたことはなかったようなので，糖尿病についても「前熟考期」にあると考えられます。

その後，症状の悪化で緊急入院して治療を受けた後，医師の説明は理解できています。そして，何らかの対策をとらなければいけないと真剣に考える姿勢も見られます。しかし，実際に行動を起こすまでには至っていません。したがって，この段階では「熟考期」にあると考えられます。Aさんに「前熟考期」から「熟考期」へステージ移行させたのは，医師から病気に関する情報を集めたことから，「意識の高揚」が考えられます。また，激しい胸痛による恐怖を感じたことは，「情動的喚起」でしょう。さらに，生活習慣による身体や仕事への影響を考えたことから，「環境の再評価」も該当すると考えられます。

今後は，「準備期」「実行期」への移行が求められますが，通常この時期には「情動的喚起」「環境の再評価」「自己の再評価」「社会的解放」のような経験的・認知的プロセスが効果的であると考えます（**図2**）。例えば，Aさんに対し，心筋梗塞や糖尿病の管理②に関する情報提供を行い，その管理に対するAさん自身の思いを把握し，入院治療や今後の生活への思いを表出してもらい，仕事や家庭生活への影響をどのように考えているかも把握することが必要です。

また，「準備期」から「実行期」へ移行するには，自ら積極的に療養法を選択し，自己管理できると信じること，つまり「自己の解放」を行うことが有効です。さらに，健康信念モデルでも触れましたが，行動変容による「有益性」と「障害」を踏まえた上

での意思決定が重要となります（意思決定バランス）。そして，「自己効力感」も高くないため，すぐに実施できる対策を行い，徐々に「有益性」を強く感じることができる具体策を提案します。たとえわずかな変化であっても，行動変容できたことを承認し，体調の変化などを実感してもらうことで，Ａさんの自己効力感を高めることが重要です。

7. おわりに

　変容ステージモデルは，患者さんの行動変容を促進するための看護支援を考える上で，重要な示唆を提供してくれます。行動変容に向けた準備が整っているかどうか，整っていないのであれば，どのような支援が必要なのかを明確にすることができると思います。皆さんは，変容ステージに当てはめるのではなく，患者さんや家族としっかりコミュニケーションをとり，必要な情報を収集し，丁寧なアセスメントを実施してください。そのアセスメントを土台にして，変容ステージモデルを活用することで，適切な看護支援を患者さんに提供できると思います。

文献
Becker, M. H. & Maiman, L. A. (1975). Sociobehavioral determinants of compliance with health and medical care recommendations. Medical Care, 13 (1), 10-24.
Prochaska, J. O., Norcross, J. C., DiClemente, C. C., (1994). Changing for good, New York： William Morrow.

◆⑤ 回復期の事例

杉田里絵

1. はじめに

　本項は，右視床出血のAさんの事例に対して，障害受容の理論と自己効力感の理論を活用してアセスメントすることで，理論的に患者さんを理解していきます。

　障害受容理論は，何らかの原因で身体的・知的・精神的能力が十分に機能できなくなり生活に支障が出る状態になったとしても，段階を経ながら適応していくプロセスを示しています。一方，自己効力感は，自己の能力の高さに対する認知が行動変容につながる可能性があることが明らかになっているために，リハビリテーションや社会復帰を推進していくことにつながっていくとされています。これら2つの理論は，回復期の患者さんに使用される機会が多いです。

　それでは，まず障害受容理論について説明していきます。

2. 障害受容理論

　慢性病を基礎疾患として持ちながら生活している人々は年々増加しています。とりわけ生活習慣病と言われる糖尿病や高血圧症，脂質代謝異常症などは，実習中に受け持った患者さんの既往歴に記載されていることが多いのではないでしょうか。これらの基礎疾患は，脳血管疾患や心疾患などの重症疾患の発症につながります。発症すれば，麻痺やしびれを引き起こすことになり，日常生活に支障が出てしまいます。

　それでは，これらの病気を発症し，突然身体機能を喪失したら，患者さんはどのような心理状態になるのでしょうか。また，どのような気持ちでリハビリテーションを受け，社会復帰に向かうのでしょうか。障害受容理論の歴史に触れながら，理論の主要概念を見てみましょう。

　障害受容理論の研究は，第2次世界大戦で障害を持つようになった兵士が多いアメリカで始まりました。その中で，心理学者であるタマラ・デンボ（Dembo, T.）博士とベアトリス・A．ライト（Wright, B. A.）博士は，障害を負った兵士とその周囲の人々を対象に面接調査を行い，障害を克服した人には2つの共通の価値転換が生じていることを明らかにしました（1956, p.36）。

　さらにライト博士（1983, pp.163-183）は，「喪失の受容の本質は価値の転換である」とし，心理的メカニズムについての詳しい分析を行った結果，個人の持つ価値

体系の中における4つの変化（4つの価値の転換）が必要であるとしています。このことから，ライト博士の障害受容理論は「価値転換理論」とも言われています。それでは，この4つの価値の転換とは一体どのようなことなのでしょうか。

①**価値範囲の拡大**：障害によって失った価値以外にも，自分には多くの価値が存在していると情動的に認識することです。

②**障害の与える影響の制限**：障害が部分的に能力や価値の低下をもたらすとしても，自分の能力全体を制限したり，価値全体を低めたりするものではないと認識することです。

③**身体の外観を従属的なものとする**：身体障害の場合一目で分かることが多く，それが「外見を気にする」という形での劣等感をもたらします。外見よりも人格的な価値，例えば親切さ，知恵，努力，人との協力性などの内面的な価値の方が，人間としてより重要なのだと認識することです。

④**比較価値から資産価値への転換**：常に他人と比較して，あるいは一般的な標準に比較して自分の価値を評価しているとすれば，その人は比較価値にとらわれています。比較価値から資産価値への転換とは，自分の持っている性質や能力など自分自身の価値自体（資産価値）に目を向けられるようになることです。

以上がライト博士の価値転換理論です。

1960年代に入るとアメリカでは，障害を負った後に見られる共通の心理的反応として悲嘆または悲哀があるとされ，同時にその回復には一連の段階があることが研究されるようになりました。それがステフェン・L．フィンク（Fink, S. L.）博士（Fink & Orio, 1967）やナンシー・コーン（Cohn, N.）博士などの研究です。これらは段階理論とも言われています。

ここでは，コーン博士の障害受容モデルに触れておきたいと思います。コーン博士（1961）は，身体の一部あるいは機能の喪失に適応する過程として，5つの段階を明らかにしました。「ショックの段階」「回復への期待の段階」「悲嘆の段階」「防衛／回復への努力の段階」「適応の段階」のプロセスを経て適応するとしており，このように段階を経て適応する理論を段階理論と言います。

ショックの段階は，障害を受けた直後に起こる心理反応で，何か自分の身にとんでもないことが起こったと衝撃を受けます。この時，障害の重大さについては無自覚で不安は強くなく，医師に頼れば元のように戻ると漠然と思っています。

回復への期待の時期は，障害を負ったことを認める最初の段階ですが，障害がこれから長く続くとは考えられず，回復への期待が強くなります。少しの変化でも過大評価することがありますが，現実は異なり，期待とのギャップの中で否認や逃避，不安や焦燥を経験します。

そして**悲嘆の段階**に進んでいきます。悲嘆の段階では，障害があることは否定しよ

うのない事実として立ちはだかり，その重大さを認めざるを得なくなります。これからの生活やライフプラン，希望すべてが打ち砕かれ，衝撃・混乱を起こす時期です。

　そして悲嘆の中で障害の重大さに押しつぶされ，防衛反応（抑うつ，逃避，退行など）を起こしますが，障害を負ったことよりも，自分の強さ・意欲のなさが自分をだめにしていると気づきはじめます。これが**防衛／回復への努力の段階**です。さらに，障害があっても，希望や努力のすべてをさえぎるものではないと認識できるようになり，回復・適応への努力を行うようになっていきます。しかし，この段階では障害の重大さに圧倒されて，いったんは努力を行うようになっても再度防衛反応に逆戻りするという，本人にとってもつらい時期でもあります。

　このような段階を経て，最終的に**適応の段階**となります。

　日本でも1970年代に入ると，コーン博士の障害受容モデルが引用されるようになってきました。さらに上田により，障害受容モデル（段階理論）と価値転換理論を統合した障害受容理論「障害の受容―その本質と諸段階について―」（上田，1980）が発表されました。ここからは，上田の「障害の受容―その本質と諸段階について―」（1980）および『リハビリテーション―新しい生き方を創る医学』（1996）を基に説明をします。

　上田は，ライト博士の障害受容の定義を前提に，以下のように障害受容を定義しています。

　　受容というのは決してあきらめでもないし，居直りでもない。屈辱的な劣等感を持たずに自分が置かれている障害の現実を正しく認識して，それに冷静に対処できるようになることである（1996，p.183）

　また，この障害受容は段階理論に基づいて，5つの段階をたどって受容に至るとされています。それでは，その段階を見ていきましょう。

　障害の受容への諸段階（「ショック期」「否認期」「混乱期」「解決への努力期」「受容期」）を**図1**に示しました。混乱期から受容期には，同時に希望があるとされています。

ショック期：急に起こった障害に対して精神的にもまだ対応ができず，一時的に心を閉ざして何も感じなくなっている（1996，p.185）

　上田は，「自分や自分の周囲に起こったことが頭ではわかるが，実感として感じられないというのが離人症の状態だが，ショック期はそれに近い状態だと言われている」と述べています。患者さんの反応は弱くて無表情であり，何が起こっているのか分からないといった言動をとります。

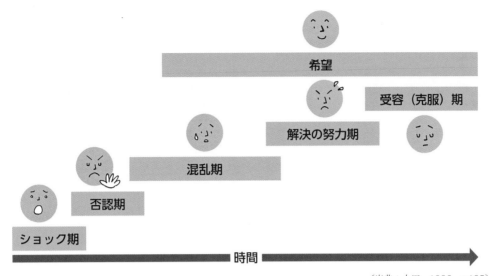

図1 ◆ 障害の受容への諸段階

〔出典：上田，1996．p.185〕

否認期：自分が簡単には治らない病気になったことを一応は認めるが，このよう
　　　　に突発的に起こった病気は，また急に治るのではないかという幻想を抱
　　　　いていて，それにすがっている（1996，p.186）

　障害という現実を認めざるを得ないという状況になりますが，その現実は受け入れ
がたいことです。「否認」という心理的防衛反応を働かせ，障害という現実を自分の
中でだけ押し返すという状態になります。また，急に治るのではないかという幻想に
すがっている状態とありますが，同時に患者さんにとってはこの幻想が生きる支えに
もなっていると述べています。
　この時期の患者さんは障害がないかのように振る舞ったり，他人事のような言動を
示します。

混乱期：現実を否定しきれなくなって反発する時期。少しは良くなるが必ず障害
　　　　が残るということを認めざるを得なくなってきた場合，自分の運命を受
　　　　け入れることができず，反発する。攻撃性が外に向いたり，自分に向い
　　　　たりする（1996，pp.186-187）

　混乱期は最も患者さんが苦しむ時期と言えます。受け入れがたい障害という現実
は，「なぜ自分だけこんな思いをしなくてはいけないのか」などの思いから家族や看
護師・医師に攻撃的な行動をとったり，逆にその攻撃を自分に向け自殺を考えたりし
ます。また，突然黙り込んだり考え込んだりと，抑うつや悲嘆となります。
　しかしこの時期は，価値観の転換には必要なプロセスでもあると上田は述べていま
す。今まで見ようとしていなかった現実がはっきりと見えてくるため，自分が今まで

持っていた価値観と衝突するからです。そして現実を変えられないため，自分の価値観を変えなければならないことに気づいていきます。

> **解決の努力期**：現状を自分の運命として気持ちの上で納得しようとすることで，これが実は価値体系を切り替えようとする前向きな努力をする（1996，p.188）

現実を自分の問題として引き受ける，つまり自分で解決をしなければならないと自覚していく時期になります。今までの価値観から異なる価値観への探求が始まるため，人生論的なことに関心を持ったり，人生論の本を読んだり，生き方について人と語り合ったりすることが多くなります。そして自分の人生観を切り替え，「障害を持つことも以前に考えていたほど悪いことではない」と思えるようになっていくと述べています。

> **受容期**：障害を持つことも以前考えていたほど悪いことではないと思えるようになってくる。それがあるところに達すると，「受容」と言ってもよい時期がくる。新しい高い価値観に転換したと言える（1996，p.188）

この時期になると，患者から「ふっ切れた」「そんなに不幸とは感じない」などの言動が見られることもあります。しかし，この段階に達しても揺るぎないものとは断言できず，困難なことにぶつかるとまた前の段階に戻り，もう一度立ち直るということを繰り返します。受容というものは，いったり来たりしながらより高い真の受容に向かって進んでいくものと，上田は述べています。

　上田が述べているように，これらの段階は，次の段階に進んだと見えても前の段階に戻り，再度進んでいくなど，いったり来たりを繰り返しながら進んでいきます。また，これらの障害受容段階には個人差もあります。ただ患者の情報を当てはめるのではなく，どのようなプロセスの中にいるのかをアセスメントするようにしてください。
　それでは，次に自己効力感について説明しましょう。

3. 自己効力感

　最近は，インターネットなどの情報でも「自己効力感」という言葉がよく見られるようになりました。この自己効力感は，カナダの心理学者アルバート・バンデューラ（Bandura, A.）博士によって提唱された概念です（Bandura et al., 1995/1997）。原語は「self-efficacy」で，「この訳語は，訳者により文脈に応じて，自己効力，自己効力感が用いられています」（Bandura et al., 1995/1997, p.350）。本項では，「自

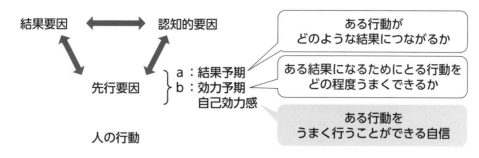

図2 ◆ 人の行動と自己効力感の関係

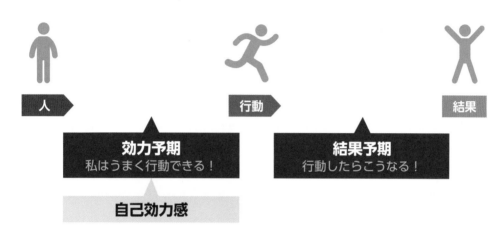

図3 ◆ 結果予期と効力予期

己効力感」と訳出します。

　バンデューラ博士は，人の行動の決定は「結果要因」「認知的要因」「先行要因」の
3つが絡み合いなされていると述べています。その中の「先行要因」として，「結果
予期（outcome expectation）」と「効力予期（efficacy expectation）」の2つの
タイプがあるとしています※（Bandura, 1977/2012, pp.89-90, p.245）（図2, 3）。

　では，この「自己効力感」とは一体どのようなことを指しているのでしょうか。

　バンデューラ博士は，「望んだ結果を実現するために必要な行動を実行する能力に
関する信念」としています（Bandura et al., 1977/2012, p.232）。言い換えると，
ある行動をうまく行うことができる自信です。

　また，先行要因の一つである「結果予期」は，「ある行動がある結果に導くだろう
という個人の推測」（Bandura, 1997/2012, p.89），つまり，ある行動がどのような
結果を生み出すか，という意味です。さらに「効力予期」は，「その結果を生ずるの
に必要な行動をうまく行うことができる，という確信」（Bandura, 1997/2012,
p.89）とされ，これはある結果を生み出すために必要な行動をどの程度うまく行う

※「社会的学習理論」では，efficacy expectationを「可能予期」と訳出しているが，ここでは現在の訳で
　ある「効力予期」を用いた。

ことができるか，ということです。

　ここでは，バンデューラ博士編集の『激動社会の中の自己効力』（Bandura et al.,
1995/本明，野口，1997）を基に解説を行っていきます。

　バンデューラ博士によると，「自己効力感」は，自然に発生するものではなく，4つ
の主要な影響力（「制御体験」「代理体験」「社会的説得」「生理的・感情的状態」）に
よって育てていくことができるとしています。

　それでは，これらの影響力について説明します。

制御体験：影響力の中でも，「制御体験」は強力な効力感を作り出す最も効果的な方
　法だとされています。ここで言う体験は，成功体験のことです。成功体験は，その
　後の行動でも「**成功するために必要なことは何でもできるという確証**」（Bandura
　et al., 1995/1997, p.3）を与えることになります。しかし，たやすく成功するよ
　うな体験のみであれば，即時的な結果を期待するようになるし，失敗した時にすぐ
　に落胆してしまうということもあります。忍耐強い努力によって成功を体験した場
　合，逆境に直面しても耐え，つまずきから素早く立ち直ります。

代理体験：「**自分と同じような人々が忍耐強く努力をして成功するのをみることは，
　それを観察している人々に，自分たちにもそのようなことができるのだという信念
　をわきあがらせることができる**」（Bandura et al., 1995/1997, p.4）と述べられ
　ています。もしここで「似たような状況の人が，努力の結果失敗した」という場面
　を見ると，それに強く影響を受け，「私もできない」と認知してしまうという危険
　もあります。どちらにせよ，自分と他者との類似性が高ければ高いほど，成功や失
　敗の影響を受けやすいとされています。

社会的説得：「ある行動を習得する能力があると言われてその行動を勧められた人は，
　問題が生じたときに，自分の欠陥についてくよくよ考えたり自分に懸念を抱いたり
　しないで，その功により多くの努力を投入しつづける」（Bandura et al., 1995/
　1997, p.4）と言われています。他者からの承認，つまり「あなたならできる」と
　言われて行動する人は，多少の困難さはあっても，自分に不信を持たず，まっすぐ
　前を向いて取り組めると言えるでしょう。

生理的・感情的状態：人は自分の能力を判断する時に，ある程度生理的反応や感情に
　頼ります。「**ストレス反応や緊張を，遂行能力が低下しているサイン**」「**疲労や痛み
　や苦痛などを生理的な衰弱のサイン**」（Bandura et al., 1995/1997, p.5）ととら
　えるのです。逆に，そのサインがない状態であれば，緊張していない，遂行能力が
　低下していないサインと判断します。

　このような自己効力感の影響要因を，看護援助の視点で考えると，患者さんの自己効
力感を向上させるには，これら4つの視点を踏まえてかかわることが，患者さんの病気
への向かい方や治療の継続，日常生活の調整への支援になっていくと解釈できます。

4. 事例の紹介

◆プロフィール

　Aさんは51歳の男性です。専門学校を卒業してからは，エンジニアとして長年会社に勤めています。会社内では技術主任です。47歳の妻と21歳の大学生の長男，19歳の看護学生の長女との4人暮らしです。

◆現在までに至る病気の経過

　46歳（5年前）の時に健康診断で血圧が高めと言われましたが，仕事が忙しく後輩指導にも時間を割いていたので，その後も受診することはありませんでした。

　今年の1月25日，自宅で左の上下肢が動かなくなり，家族が救急車を要請しました。すぐに検査を行ったところ，右視床出血，脳室穿破と診断され，HCUに緊急入院になりました。点滴で血圧コントロールと頭蓋内圧コントロール療法が行われました。入院5日目からリハビリテーションが開始されましたが，肺炎や尿路感染症を発症したこともあり，状態を見ながら進めている状況でした。

　入院が長期になってきたことと，状態が安定したことから，3月4日（入院40日目）に，リハビリテーション目的で専門病院に転院しました。転院時は徒手筋力テスト（MMT）で左上肢2/5，左下肢1/5で，2～3分間は車いすにまっすぐ座っていられますが，それより長くなると左に傾いてしまいます。立位訓練は開始したばかりで，支えがあればなんとか立位がとれる状態でした。

　医師からは，「左半身の麻痺と感覚障害は，右視床出血が原因です。今後，高次脳機能障害がどの程度あるのか調べていきます。障害がどの程度残るかは，長期間見ていかないと判断できません」と説明を受け，「分かりました。仕事に復帰できますか？」と返答していました。

　転院後，右の半側空間無視があること，麻痺は完全には回復せず，装具をつけて杖歩行ができる程度であることが診断され，4月28日（転院56日目）にAさんにその旨が伝えられました。

◆現在の治療

　リハビリテーションと血圧の内服コントロール

◆現時点での全体像

　右視床出血によって，神経機能に損傷があり，左上下肢麻痺と右の半側空間無視，極軽度の構音障害が出現しています。日常生活動作はリハビリテーションによって，装具と補助具を使用すれば歩行はできるまでに回復していますが，時々ふらつくこともあり，転倒・転落の危険は続いています。また，右半側空間無視があるため右側からの危険察知は困難ですが，歩行中は付き添い者に危険回避の依頼をしており，対応できています。毎日2回のリハビリテーション，病棟内での生活リハビリテーション

によって，活動量は転院前よりも多くなり，夜間の睡眠も十分に得られていることから，活動と休息はとれています。

　性格は面倒くさがりやと言っていますが，人と一緒にいるのが好きで，後輩の面倒をよく見るなど，社会的役割も果たしてきました。社会復帰の希望があるため，ソーシャルワーカーが介入して会社はＡさんの仕事内容を調整しており，これからも社会的役割は果たせていけると推測できます。家族には，Ａさんが入院したことや麻痺があることで経済的な心配がありますが，看護学生の長女が毎週面会に来て励ましています。Ａさんも，長女が来るのを楽しみにしており，リハビリテーションのことをよく話しています。

　視床出血後の左上下肢麻痺は完全に回復するものではなく，日常生活を送る上で装具や杖が必要であると理解しています。しかし，仕事復帰への思いが強く，また，発症前と変わらないボディイメージであると考えられ，過度なリハビリテーションを要求したり，今まで通勤で使用していたバイクへの思いが断ち切れず「また乗れないだろうか」と質問をしたり，現状の認知とのずれが生じていると推測されます。

　また，Ａさんとの会話の中で，発症してから現在までの気持ちの変化について表現したことを**表**に示しました。

5. 事例のアセスメント： 障害受容理論を活用する

　それでは，Ａさんの事例についてアセスメントをしていきましょう。

　Ａさんは51歳で，突然視床出血で左の上下肢麻痺と右半側空間無視の状態になりました。これから麻痺と空間無視という障害を抱えて生活していかなければなりません。リハビリテーションで回復できる状態について，医師よりインフォームドコンセントをされていますが，理解はしていてもそれを受容し新しい価値を持って生活していくには，まだ時間がかかることが予測できます。

　冒頭で解説した障害受容理論は，このような障害を乗り越えて生活をしていくことが目標となる事例に適切な中範囲理論だと言えます。

　それでは，Ａさんの事例を具体的に考えてみましょう。Ａさんは会話の中で，「大変なことが起こっているって分かったよ」と発症当時のことを表現しています。右視床出血や麻痺について「大変なことである」という理解はありますが，その重大性は実感できなかったことが考えられます。また，「あとは毎日点滴だったから，『あぁ，やっぱり』って思ったよ。何も考えられなかった。悲しくもなかった」と，強いショックで感情のコントロールもできないショック期であったと言えます。

　入院５日目からリハビリテーションが開始されていますが，Ａさんにとってリハビ

表 ◆ Aさんの言動

赤字：障害受容の段階に関連する情報

入院日数	患者の言動
入院14日目 （発症54日目）	今は毎日やることがあって，入院生活が楽しい。リハビリで徐々に良くなってきていることに感謝している。 入院した時？　覚えてるよ。家でこっち（左）の手足が動かなくなって，「大変だ」って娘が救急車を呼んだんだ。病院に着いたら，検査してすぐにHCU？　っていうところに入院することになった。**大変なことが起こっているって分かったよ。**でも，こんなになるなんて思いもよらなかったね。あとは毎日点滴だったから，「あぁ，やっぱり」って思ったよ。頭も痛かったしさ，何も考えられなかった。不思議と悲しくもなかった。 でもさ，本格的にリハビリを始めますって言われた時はさ，正直「これで良くなるんだ」って思ったね。毎日少しずつ良くなるって思ってた。これで会社にも行けるし，家族も養える。まだ子どもたちも自立していないからね。 それがさ，全然動かないんだ。リハビリしたって全然ね。毎日，明日起きた時に麻痺もなくなって，普通に暮らせるんじゃないかって思ったよ。でも，ならなかった。だから，ここまで良くなってることが信じられないよ。座れる時間も長くなったし。
入院30日目 （発症70日目）	早く歩きたい。これじゃあ仕事に行けない。このままじゃ路頭に迷う。なんでこんなに良くならないんだ。リハビリ，リハビリって言うけど，ちゃんと先生の言うことを聞いていれば生活ができるようになるのか！　こんなんじゃだめだ！　人生終わりだ！
入院34日目 （発症74日目）	何も話したくない。
入院57日目 （発症127日目）	先生が，完全には良くならないって。もうだめかな。
入院70日目 （発症190日目）	右から人が来ないか，教えてください。先生から右側が何も見えてない状態だって言われたので，よろしくね。 ここに来て，みんなリハビリしてるでしょ？　隣の部屋の人，僕より5つも若いのに脳梗塞だったんだって。会社で営業してるって言ってた。一緒の時間になることが多くて，時々話すよ。「まだ子どもが小さいから頑張らなきゃいけない」って言ってた。僕より後から来たのに，僕より歩く訓練が進んでて，大したもんだと思った。僕も頑張って早く会社に行けるようにならなきゃ。 社長がさ，今までの技術を後輩たちに指導できるよう，指導計画とか立てる担当を考えてくれてさ，今までも後輩の指導をした経験があるから大丈夫だって。ありがたいよな。これで定年まで働ける。もっとリハビリを頑張んなくちゃいけないよな。人生って何が起こるか分かんないもんだね。
入院74日目 （発症194日目）	だいぶ自信はついてきました。 今日，リハビリで装具なしの歩行訓練をお願いしてやったんだけど，安定しなくて怖かった。自宅に帰るために屋内用の装具を作ることになってるんだけど，身障者手帳の申請が下りないと作れないからさ，退院までに間に合わないかもしれないでしょ。だから，装具なしで歩けないかやってみたいと思ってさ。理想は装具をつけない杖だね。
入院80日目 （発症200日目）	二輪の運転免許，返さなきゃいけないかな。左腕が不自由だから，バイクは起こせないよね。時々は職場に行かなきゃいけないけど，電車は混んでいて杖で歩くのは大変じゃない。今までバイクで毎日行ってたからさ，またバイクで行けないかと思って。

リテーションは完治するための治療で、「このまま良くなる」「麻痺が残ることはない」と思いたい心理が、「でもさ，本格的にリハビリを始めますって言われた時はさ，正直『これで良くなるんだ』って思ったね。毎日少しずつ良くなるって思ってた」という言動に表れています。さらにこの時期は，障害を事実として認めたくないため幻想を抱く時期ですが，Ａさんは「毎日，明日起きた時に麻痺もなくなって，普通に暮らせるんじゃないかって思ったよ」と表現しています。麻痺を障害として認めてはいますが，「すぐ良くなる」「目が覚めたら何もかも元どおりになっている」という心理状態であり，**否認期**であったと言えるでしょう。

　転院してからのＡさんは，少しずつ機能回復を実感しています。あたかも混乱期を脱しているようにも見えますが，突然「なんでこんなに良くならないんだ。リハビリ，リハビリって言うけど，ちゃんと先生の言うことを聞いていれば生活ができるようになるのか！　こんなんじゃだめだ！　人生終わりだ！」や「何も話したくない」「もうだめかな」と感情を表出しています。これは，自分の運命を受け入れることができず，反発している状態と言えます。攻撃性は看護師や医師に向けられていることも分かります。転院して少しずつ機能回復を実感していても，完全に回復することが難しいことを医師から説明され，またうすうす感じ取り，これまでの価値観では自分の存在価値を見いだせなくなり，**混乱期**にいると言えます。幸いにも会社との調整がついて，今までの価値観のとおりに自分を認められると認識しているようですが，その後の杖なしの歩行訓練やバイクに乗る希望などは，今までの価値観との衝突で生じている言動であると考えられます。

6. 事例のアセスメント：自己効力感を活用する

　人間が起こす行動に自己効力感が深くかかわっていることは前述しました。はじめから「自分にはその行動ができない」と思っている人はわざわざその行動をとらないし，行動するからには「自分にはその行動ができる自信」を持っているものです。また，自己効力感だけではなく，「ある行動がどのような結果を生み出すか（結果予期）」の両方が揃って初めて行動喚起がなされます。

　これは，日常生活上のことから治療・療養，社会的なことまですべてに当てはまります。Ａさんのように，どのようにリハビリテーションや社会復帰に取り組んでいくのかといった障害を持った人への援助の視点として活用できる中範囲理論です。

　それでは，Ａさんについて考えてみましょう。まずは「結果予期」についてです。Ａさんの結果予期としては，「自分がリハビリテーションを頑張って続けていけば，ある程度機能は回復して，退院して会社勤めも続けられる」と考えられます。

　次に，自己効力感についてです。自己効力感は4つの主要な影響力によって育まれてい

きます。このため，Ａさんにおいても４つの影響力についてアセスメントしていきます。

制御体験についてのアセスメント

　Ａさんは転院前まで，リハビリテーションの効果がなかなか実感できませんでした。しかし転院後，車いす座位の時間が延びたこと，装具と補助具を使用すれば介助は必要ながら杖歩行までできるようになったことが，Ａさんの努力が実った結果として実感できたことが挙げられます。この実感こそが成功体験であり，これからのリハビリテーションへの自信につながっていると言えます。

代理体験についてのアセスメント

　リハビリテーションの専門病院であることも，代理体験を得やすい環境であると考えられます。しかしそれだけではなく，Ａさん自身が同じようにリハビリテーションに取り組み，自分よりも早く歩行訓練を行っている人の努力を見て，「自分にもきっとできる」という認識が持てたと言えます。また，代理体験の対象が「自分と同じ脳血管疾患で麻痺があり，会社員で子どももいる」という類似性があることからも，成功の影響を強く受けていると言えます。

社会的説得についてのアセスメント

　Ａさんの社会復帰の場として，会社が「後輩指導の担当」を用意してくれたこと，また，今までの経験もあり「大丈夫」と承認を与えてくれたことで，麻痺があるという困難さはあっても前向きに取り組んでいけることにつながっています。

生理的・感情的状態についてのアセスメント

　リハビリテーションによって，持久力や体力の向上と共に疲労感や疼痛の緩和があり，まだ大丈夫という感覚（サイン）が実感できていると推測できます。

　今現在，Ａさんの自己効力感は高まっているとアセスメントできます。今後もリハビリテーションや社会復帰への取り組みが続けられるよう，自己効力感が低下していないか，日々Ａさんと会話をしながら観察していく必要があります。その際に，自己効力感の４つの主要な影響力がどのような状態なのか，いつも頭に置きながら観察していく必要があります。さらに，私たちがＡさんの持っている力を信じて承認することが，Ａさんの社会的説得につながることを理解し，かかわっていく必要があります。

7. おわりに

　本項は，障害受容理論と自己効力感の２つの理論について解説しました。また，Ａさんの事例を紹介し，全体的に解釈した後，この２つの理論を用いて解説しました。理論を活用することは難しいことだと考えますが，今患者に生じていることに対して理論を用いて解釈していくことで，患者さんのより深い理解につながると思います。

文献

Bandura, A. (1977)／原野広太郎. (監訳). (2012). 社会的学習理論—人間理解と基礎（オンデマンド版）. 東京：金子書房.

Bandura, A., Baer, J. S., Elder, G. H., Flammer, A., Fuchs, R., Hachkett, G., & Zimmerman, B. J. (1995)／本明寛, 野口京子, 春木豊, 山本多喜司. (訳). (1997). 激動社会の中の自己効力. 東京：金子書房.

Cohn, N. (1961). Understanding the process of adjustment to disability. Journal of Rehabilitation, 27, 16-19.

Dembo, T., Leviton, G. L., Wright, B. A. (1956). Adjustment to misfortune-a problem of social psychological rehabilitation. Artificial limbs, 3（2）, 4-77.

Fink, S. L. & Ohio, c. (1967). Crisis and motivation：a theoretical model. Archives of physical medicine and rehabilitation, 48（11）, 592-597.

上田敏. (1980). 障害の受容—その本質と諸段階について—. 総合リハビリテーション, 8（7）, 515-521.

上田敏. (1996). リハビリテーション—新しい生き方を創る医学. 東京：講談社.

Wright, B. A. (1983). Physical disability- a psychological approach-（2th ed). New York：Haprer & Row.

◆6 周術期の事例

山田紋子

1. はじめに

　皆さんは普段，自分のことをどのようにとらえたり，評価したりしているでしょうか。例えば，「私は女性で，看護学生で勉強中。中肉中背で胸は大きい方かな。明るい性格で友達が多い。異性にもそこそこもてるし，人には言えないけれど，結構イケてる方だと思っている」など，それぞれに頭に浮かぶことがあるのではないでしょうか。

　こうした自己に対する認知は，「自己概念」「ボディイメージ」「自尊感情」という中範囲理論を通して理解することができます。さらには，患者さんの自己認知に関する理解にも活用することができるのです。

　そこで本項では，まずこれら3つの中範囲理論について説明します。次に，乳がん治療のために手術を受けるAさんの事例をアセスメントしていきます。

2. 自己概念

　皆さんは，人から「あなたは誰ですか？　どんな人ですか？」と尋ねられたら何と答えますか。例えば「私は日総花子です。看護学生でスポーツが大好きで明るい性格なんです」など，さまざまなことを答えるのではないでしょうか。これらはすべて皆さんの自己概念の一部です。自己概念とは，このような自分に関する情報のまとまりであり，「自己に関する特徴を包括して認識することで得られる自己イメージ」（山蔦，2008, p.174）と言われています（図1）。

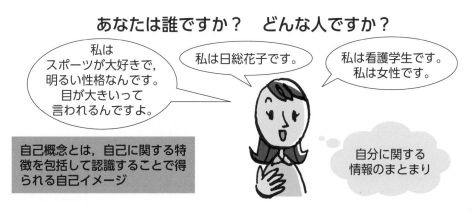

あなたは誰ですか？　どんな人ですか？

私はスポーツが大好きで，明るい性格なんです。目が大きいって言われるんですよ。

私は日総花子です。

私は看護学生です。私は女性です。

自己概念とは，自己に関する特徴を包括して認識することで得られる自己イメージ

自分に関する情報のまとまり

図1 ◆ 自己概念

「自己概念」については，古くから哲学，社会学，心理学，精神医学など多岐にわたる学問領域で，多くの研究がされてきました。このことは，"自分とは何か"という問題が非常に複雑な事象であり，人々の大きな関心事であったことを示していると思います。ここでは，自己概念のとらえ方の参考になる主要な理論家の考えを紹介していきます。

　そもそも人の自己概念は，どのように形成されていくのでしょうか。社会心理学者であるジョージ・H．ミード（Mead, J. H.）博士は，自己（self）は「〔人間が〕誕生したとたんすでにあるものではなく，社会的経験や活動の過程で生じるもの，すなわちその過程の全体およびその過程にふくまれている他の個人たちとの関係形成の結果としてある個人の中で発達するものである」（1943/1973，p.146）とし，他者との相互作用や社会におけるその人の活動に重点を置き，自己概念を明らかにしました。

　1つ目の"他者との相互作用"という点について，ミード博士は「他者から返ってきた反応を通じて，われわれは自分の行為の意味を知るのである。その蓄積が自己概念の形成基盤となる」（金川，2005，p.205）と考えました。つまり，自分に対する他者の反応を見て，人は自己がどんな人であるかということを認識していくということです。例えば，親や周囲の人から「あなたは優しい気の利く子だね」と言われて育つと，「自分は優しくて気が利く人間である」という自己概念が形成されやすくなります（図2）。

　さらに，2つ目の"社会におけるその人の活動"という点についてミード博士は，自己は「役割取得（role-taking）」を通じて社会的に形成されると考えました。「役割取得」とは，父母，兄弟姉妹，友達，先生などの重要他者からの期待を自分に取り入れることにより，その社会における自己の役割を認識し，それを取り入れて自己概念を形成していくことです（船津，2000，p.5）。例えば，「お母さんには家事をきちんとこなして，子どもを立派に育ててほしい」という家族からの役割期待があると，その期待どおりに行動して「家事や育児を頑張ってやる母としての自分」という自己概念が形成されていくことになります。このように，現代人は，自分に振り分けられた

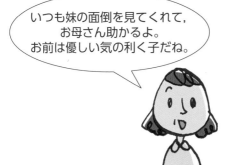
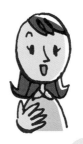

いつも妹の面倒を見てくれて，
お母さん助かるよ。
お前は優しい気の利く子だね。

私って優しいし
気が利く方かな。

図2 ◆ 他者の反応からの自己の自覚

役割や自ら選んだ役割を自己概念の中心にすえることも多いと言われています（**図3**）。

　また，臨床心理学の第一人者であると同時に，カウンセリングの実践者でもあったカール・R．ロジャーズ（Rogers, C. R.）博士は，個人は，自分を中心とした絶え間なく変化している経験の世界に存在しているとし，この個人の私的な世界を「現象の場（the phenomenal field）」あるいは「経験の場（the experiential field）」と呼びました（1951/2005, p.317）。そして，自己概念を「現象の場のなかで知覚された対象としての自己」（Rogers, 1950/1967, p.43）と定義し，「現象の場全体について，私自身が実際に気づいていることや知っていることはかぎられている」（Rogers, 1951/2005, p.318）と考えました。つまり人は，それまでの多くの経験の一部だけを取り入れて，「自分は○○な人間である」と認識している，裏を返せば，ほかにも自分が知らない自己が存在することを指摘しています。

　例えば，「自分は大雑把な人間である」と認識しているAさんが，同僚のBさんから「とても几帳面な仕事をするよね」と言われたとします。このBさんの言動は自己概念と一致しないため，Aさんには文字どおりには認知できません。なぜなら，それを認知すると「大雑把な自分」という自己概念が揺らいでしまうからです。しかし，言われたことは明白な事実です。そこでAさんは，「仕事だからきちんとやっているだけ」「きちんとやらないと上司に叱責されるから仕方なくやっているだけ」などというように認識をゆがめることによって，自分の自己概念と一致させ受け入れるのです。

　さらにロジャーズ博士は，「他者は決して，私と同じくらい完全にそれを知ることはできない」（1951, 2005, p.318）とし，自分でもすべてを理解できない自己を他者が完全に理解することなどできないことを示しています。私たち看護師は，常に患者さんを理解することによって良いケアを提供することを目指しています。しかしながら，ロジャーズ博士が指摘するように，患者さんを完全に理解することはできないのです。私たちにできることは，患者さんと常に真摯に向き合い，より深く理解できるように努力することであると思います。

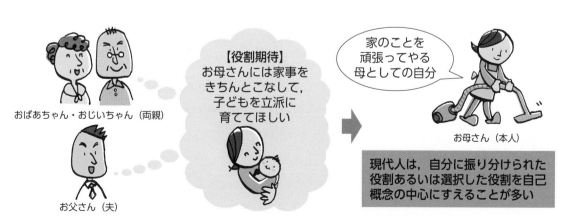

おばあちゃん・おじいちゃん（両親）

お父さん（夫）

【役割期待】
お母さんには家事をきちんとこなして，子どもを立派に育ててほしい

家のことを頑張ってやる母としての自分

お母さん（本人）

現代人は，自分に振り分けられた役割あるいは選択した役割を自己概念の中心にすえることが多い

図3 ◆ 役割取得とは

3. ボディイメージ

　皆さんは自分自身の身体について，どのように感じているでしょうか。例えば，「私はやせている」「私は太っている」「私は胸が大きくて女らしい体形だわ」「僕は筋肉隆々で男らしい体形だ」など，人によっていろいろなことが思い浮かぶのではないでしょうか。それらは，皆さんそれぞれのボディイメージです。ボディイメージとは，「自分の身体についての心的イメージ」（Herdman, Kamitsuru, 2017/2018, p.99）と定義されています。日本語では，身体像，身体心像と訳出されるのが一般的です（河野，1997）。また，ボディイメージは，自己概念のうちの身体的側面として，その一部に位置づけられることが多い概念です。

　ボディイメージの研究は，外科学の創始者と言われるアンブロワーズ・パレ（Paré, A.）博士による16世紀の幻肢痛の記述に始まり，その後，精神医学，神経学，心理学，社会学などの領域で広くなされてきました。その対象となった疾患や症状は，「四肢切断による幻肢痛」「脳神経疾患による失認」「統合失調症や神経症による身体境界の障害」「摂食障害」「肥満症」「外科手術による身体の一部喪失」など多岐にわたります。そのため，ボディイメージという概念は，その学問領域によって，身体境界，身体図式，身体カセクシスといった難しい言葉（概念）を用いて，さまざまな角度から取り上げられてきました。

　そのような中で，看護学では「臨床医学がたどった専門分化への志向性でなく，病む人間とその身体との関係性を軸としたもっと包括的な概念としてのボディイメージ」（藤崎，1996a）として扱われています。これは，看護が対象とする患者さんが広範囲であり，病気やその治療によって多様な身体変化を抱えることの現れだと思います。

　このような包括的な概念としてのボディイメージを説明するために，藤崎（1996b）はボディイメージの概念的モデルを開発しました（**図4**）。藤崎（1996b）は，ボディイメージを「身体知覚，身体期待，身体評価の3つの構成概念の相互作用で形成される認識の総体」（p.186）と規定しました。身体知覚とは「現実の身体に対する自己の知覚像」（p.186），つまり，その人がどのように自分の身体をとらえているかを指します。身体期待とは自分の「身体に対する理想と経験の総合体」（p.186），身体評価は「身体に対する自己の評価の結果」（p.186）です。藤崎（1997）は，「人は誰でも，外からの刺激やフィードバックを常に受けながら，身体に関する理想と経験の折衷案である期待（身体期待）を物差しにして，自分が見たり触ったりして感じている身体のあり方（身体知覚）について，無意識のうちにも，ああでもない，こうでもないと思いをめぐらせている（身体評価）。その産物がボディイメージなのである」（p.20）と述べています。

　例えば，身長180cmの女性Cさんは，「身長が低い方がかわいくて女性らしい」（身体期待）と思っているため，自分の身体について「背が高くて，女性らしくない」（身

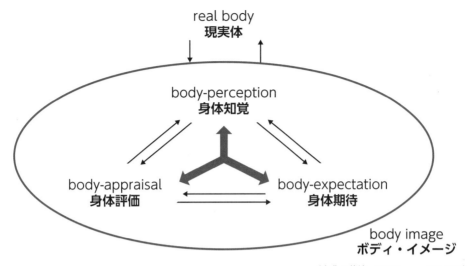

図4 ◆ ボディ・イメージの概念的モデル

〔出典：藤崎，1996b．pp.178-199.〕

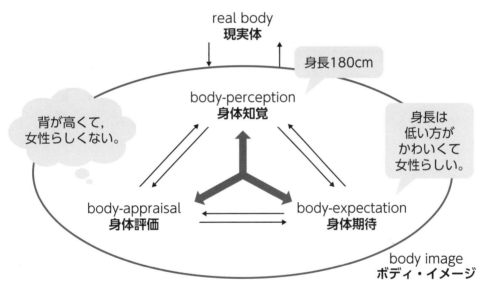

図5 ◆ 身長180cmの女性Cさん

〔出典：藤崎，1996b．pp.178-199.〕

体評価）と感じています。よってCさんは，「身長が180cmと高くて，女性らしくない身体だわ」というボディイメージを抱いています（**図5**）。その結果，いつも猫背で小さくなって歩いているのです。

　一方で，同じ身長180cmの女性Dさんは堂々と街を闊歩しています。この違いはなぜなのでしょうか。それは，Dさんが将来モデルを目指していて「背は高い方がかっこいい」（身体期待）と思っているため，「背が高くて，きっと良いモデルになれる体形だわ」（身体評価）と感じているからです（**図6**）。つまり，同じ身体でも，どのような身体期待を抱いているかによって身体評価は異なり，人によってボディイメージも違うのです。

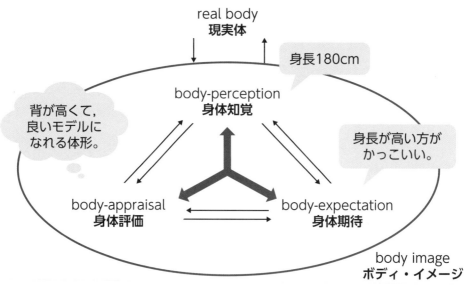

図6 ◆ 身長180cmの女性Dさん

〔出典：藤崎，1996b．pp.178-199．〕

4. 自尊感情

　自尊感情（Self-esteem）は，一般的に「自己に対する評価感情で，自分自身を基本的に価値あるものとする感覚」（遠藤，1999）と定義されています。例えば，「私は才能のある人間だ」「自分は役に立つ人間だ」と自分を肯定的にとらえたり，反対に「自分は役に立たない」「自分は全くだめな人間だ」と否定的に感じたりする感情のことを指します。また，Self-esteemは，自尊感情のほかに自尊心，自己価値などと訳出されます。

　自尊感情は，主に心理学，社会学の領域で研究されてきた概念です。なかでも，1890年代にウィリアム・ジェームズ（James, W.）博士は，自尊感情を自我の領域における自己評価の感情ととらえ，心理学の領域における自尊感情の研究の萌芽を生み出しました。その後も，自尊感情はそれ自体，また自己や自己概念の研究の一部として，多くの学者によって研究されました。特に，1954年にアブラハム・H．マズロー博士（Maslow, A. H., 1970/1987, pp.70-71）は，人間欲求の段階説の中で，生理ニード，安全ニード，所属と愛情のニードに続く上位の欲求として承認（自尊心）の欲求を位置づけ，自尊感情とは誰もがもつ人間欲求の一つであることを示しています。

　ここからは，「自尊感情」と一見似ていますが意味が異なる概念と比較しながら，さらに理解を深めていきましょう。

　冒頭に出てきた「自己概念」と「自尊感情」は言葉は似ていますが，通常区別して扱われます。遠藤（1992）は，「個々の点についての認知の結果として把握した自己の特徴や属性の集合を自己概念とし，自己評価ないし自尊感情はそのように把握され

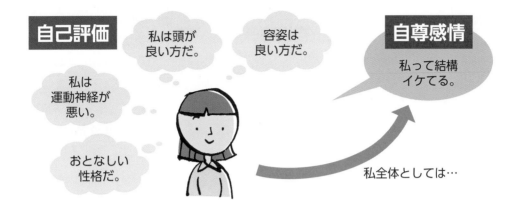

図7◆自己評価と自尊感情

た自己を全体としてどう評価し受容するかを表すものとする」（p.59）と述べています。例えば，「自分は身長160cmで背が低い」と認知するのが自己概念であり，それについて「背が低いから男性として魅力がなく価値がない」，あるいは「背は低くても，身長が人の価値を決めるわけではないから，自分には価値がある」と感じることが自尊感情，自己評価の側面になります。

　一方で，自己概念には「価値評価を含んでおり，両者は厳密にされえない」（遠藤，1999，p.343）とする考えもあります。それは，「困っている人を放っておけない」という自分の傾向から，"お節介"あるいは"世話好き"という自己概念の一部を認知することもあるからです。

　これまで，「自尊感情」と「自己評価」という言葉を使ってきました。これらも似ていますが意味は異なります。私たちは普段，「私は頭が良い方だ」「私は運動神経が悪い」「おとなしい性格だ」などと自分を評価しています。このように，自分で自分を評定することを自己評価（self-evaluation）と言います（清水，2001，p.26）。つまり，自尊感情が自分全体をどう評価するかということであるのに対して，自己評価は自分のさまざまな側面に対する個別の評価ということです（**図7**）。

　また，自己評価の結果をどの程度自分で受容するのかによって，自尊感情が規定される（清水，2001，p.26）とされています。例えば，「私は周囲と比べて頭はいま一つ良くないが，運動神経は良い方だ」という自己評価に対して，「まぁ，自分は人並みに物事をうまくやれる」と感じる人もいれば，「頭が良くないから，自分は役に立たない人間だ」と感じる人もいます。このように自己評価が同じであっても，それに対して自尊感情を高く感じるか低く感じるかは，人によって異なるのです（**図8**）。

　なぜこのようなことが起こるのでしょうか。それを理解するために，ここからは自尊感情に影響する要因について見ていきましょう。

　前述のジェームズ博士（1982/1992，p.260）は，**図9**に示す公式を明らかにしています。この公式は，その人が願望を持っている領域で成功したと思えることが，自

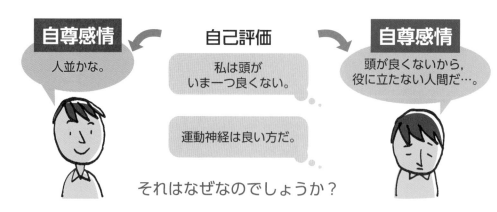

図8 ◆ 自己評価が同じでも自尊感情は異なる

$$自尊感情 = \frac{成功}{願望}$$

図9 ◆ 自尊感情の公式

分に対する満足感を高めることを示しています。例えば，頭が良いことに価値を置いている人にとっては，良い成績を収め，周囲からも「頭が良い」と言ってもらえることは，自尊感情を高める出来事になるでしょう。一方で，将来プロのスポーツ選手を目指し，運動神経が良いことに価値を置く人は，「素晴らしいアスリートだ」と言ってもらえることの方が自尊感情を高めることにつながるのです。

　このような自分の価値基準を，自己概念との関連から理想自己と知覚された現実自己のずれとしてとらえている研究者もいます。アリス・W．ポープ（Pope, A. W.）博士らは，「自尊心の形成は，知覚された自己（perceived self）と理想の自己（ideal self）の2つの面から検討することができる。知覚された自己とは自己概念と同じであり，…（中略）…理想の自己とは自分がそうありたいと思っているイメージである」（Pope, McHale, Craighead, 1988/1992, p. 2）としています。そして，「知覚された自己と理想の自己がうまく一致している時，自尊心は肯定的になる。…（中略）…自尊心に問題が起こるのは，知覚された自己と理想の自己との間にずれが生じた場合である」（Pope, et. al., 1988/1992, pp. 2 - 3）と述べています（**図10**）。

　例えば，理想の自己が「仕事で成功し，周囲から愛されている自分」である人が，現実（知覚された自己）でも同じ状況であれば自尊感情を高く保っていられますが，慢性病を患って退職を余儀なくされ，家族も介護疲れで離れていったとしたら，自尊感情は低くなるでしょう。

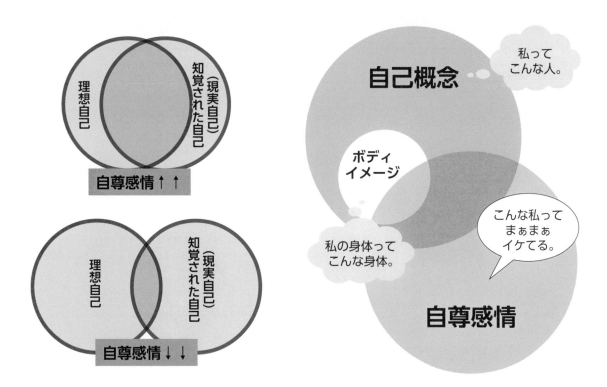

図10 ◆ 理想自己と知覚された自己　　　　**図11 ◆ 自己概念・ボディイメージ・自尊感情の関係**

　最後に，自尊感情は「比較的安定したものである」（蘭，1992，p.81）とされている一方で，「傷害，あるいは欠陥のような外傷性の経験，長期のストレスにさらされること，強い人間関係の崩壊など」は，すべて自尊感情を引き下げると言われています（遠藤，1992，p.20）。つまり，手術によるストーマ造設や乳房喪失，四肢の麻痺などの経験は，自尊感情を下げる可能性があります。私たち看護師は，通常なら安定しているはずの自尊感情が，「こんな自分は情けない」「生きる価値がない」などと感じて低下しやすい状況にある患者さんにかかわっているということを常に意識し，ケアを行っていく必要があると思います。

5. 自己概念・ボディイメージ・自尊感情の関係

　ここまで，3つの中範囲理論について説明してきました。自己概念とは，"私ってこんな人"に相当する部分であり，ボディイメージはそのうち身体についての部分を指します。そして自尊感情は，そんな自分全体について，"自分ってイケてるな""自分ってイケてないな"といった思いになります。**図11**に示したとおり，これらの3つはばらばらではなく，相互に関連し合って各人の自己認知を形成しています。

　それでは，次に，これらの中範囲理論を活用して事例をアセスメントしていきましょう。まず事例を紹介し，その後にアセスメントをしていきます。

6. 事例の紹介

◆プロフィール

　Aさんは55歳の女性です。スーパーマーケットで週3回パートタイマーとして働いています。夫と中学生になる息子と3人暮らしです。入院中は夫が毎晩，息子が1日おきくらいに面会に来ています。

◆入院までの病気の経過

　1カ月前，入浴中に何気なく乳房を触れた時に，偶然左乳房の内側上部にしこりを自覚しました。近医を受診したところ，乳がんを疑われて大学病院の乳腺外科を紹介受診しました。諸検査の結果，左乳がんcT2N1M0，病期ⅡBと診断され，手術目的で入院しました。予定されている術式は，左乳房温存術＋腋窩リンパ節郭清術でした。

◆入院時のAさんの発言

　入院時の初期情報収集時に，Aさんは看護師に笑顔で次のように言いました。

　「こんなこと言うのも恥ずかしいけど，私，胸が大きい方なの。結構イケてるのよ。昔から友達に"胸が大きくていいわね"ってよく言われて，それが自慢でね…。息子も小さいころ，私のおっぱいが大好きだったのよ。だから，先生から手術するって言われて，"えっ！　この胸とっちゃうの!?"って，がん以上にそれが衝撃で…。その場で"お願いします"って言えなかった…。夫と息子には，"母さんがいてくれての家族だよ。手術して絶対生きてほしい。でも，母さんの意見を尊重するよ"って言われて，私も息子が成人するまではどうしても見守りたいし。家族あっての私だし，でも胸も取りたくない…。結局，命も胸も大事だと思って，先生に"せめて全部取るんじゃなくて，絶対部分切除にしてください"って頼んだの。本当は全摘か部分切除か，がんが微妙な大きさだったんだけど，部分切除にしてくれたの。それで，"だったら手術しよう"って決めたの。今さら外見を気にする年じゃないけど，それでも女性にとっては胸って大事でしょ」

◆手術中〜手術後の様子

　手術中，主治医より夫に，「術前診断より広範囲な腫瘍であり，乳房切除術に変更する必要があると判断された」と説明されました。その結果，夫の同意の上で，左乳房切除術＋腋窩リンパ節郭清術が施行されました。手術は順調に進行し，全身状態にも問題なく終了しました。

　手術が終了した3時間後，主治医が訪室し，夫の同席のもと術式を変更した旨を説明しました。Aさんは，「えっ!!」と絶句し，表情が固まり，その後は黙ったきり一切の反応はありませんでした。その夜に看護師が訪室した際，不眠の様子があったため睡眠薬の使用を提案し，同意が得られたため投与しました。投与後は入眠していました。

　手術後1日目からの身体的な回復は順調でした。朝からトイレに歩行し，患側上肢

のリハビリも開始しました。一方で，症状などの身体面に関することについては答えるものの，表情が硬く，口数も少ない状況が続きました。Ａさんに対して，術前に笑顔が多く明るい人柄であるという印象を持っていた看護師は，様子が大きく変化していることを感じました。「手術の方法が変わってしまい，ショックですよね…」と問いかけると，しばらく下を向き，「言葉にならない…」と涙を見せました。

　現在，手術後３日目です。創部痛も自制内で経過し，夜間は睡眠薬を使用して入眠できています。回診時に主治医より，退院に向けて創の観察や自己包交の練習が必要であることが説明されました。Ａさんは表情を硬くしたまま，「はい」と小さな声でうなずきました。

　回診終了後に看護師が声をかけると，「実はね，夕べガーゼの隙間から胸が見えたんだよね，見たくなかったのに…。ショックだった…情けないよ…。（胸に軽く手を当てながら）こんなふうになっちゃって，これじゃ女じゃない…。私の身体じゃない，こんなの私じゃないよ，情けないよ…」とさめざめと泣き続けました。しばらくそばにいると，やがて「先生がね，練習が必要っていうのは分かる。できないと家に帰れない。でも，ちゃんと（胸を）見られるまで，もう少し時間がほしい」と話しました。

　次に，Ａさんの自己認知に関するアセスメントをしていきましょう。かかわった看護師が感じたように，術前には明るい印象であったＡさんが，術後に表情が硬く口数も少なくなってしまったことから，心理面に大きな変化があったことが考えられます。このようなことは，手術といった治療に限らず，病気の罹患や進行，症状の悪化に伴い，どの患者さんでも起こる可能性があります。患者さんの変化を理解するためには，１つ目に変化の前はどうであったのか，２つ目に変化した今の患者さんはどうなのかを丁寧にアセスメントする必要があります。

　そこで，Ａさんのアセスメントも術前と術後に分けて考えていきます。

7. 事例のアセスメント：自己概念・ボディイメージ・自尊感情の理論を活用する

◆ボディイメージ

　前述したボディイメージの概念に沿って考えていきましょう。以下の視点に沿って行うと考えやすいと思います。

・どのような身体が理想だと思っているのか（身体期待）
・実際の自分の身体をどのようにとらえているのか（身体知覚）
・自分の身体をどのように評価しているのか（身体評価）

　Ａさんは，「女性にとっては胸って大事でしょ」と言っていることから，乳房を女

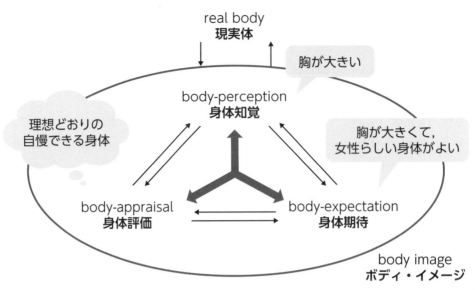

图12 ◆ 術前のAさんのボディイメージ

〔出典：藤崎，1996b．pp.178-199.〕

性らしさの象徴としてとらえていると考えられます。さらに，「胸が大きく，女性らしい身体」であることを理想としている（身体期待）と推測できます。

　術前の自分の身体については，「胸が大きい方である」（身体知覚）ととらえており，「私，胸が大きい方なの。結構イケてるのよ。昔から友達に "胸が大きくていいわね" ってよく言われて，それが自慢でね」と発言していることから，「自慢できる身体である」と評価していることが分かります（身体評価）。よって，術前は「胸が大きく，女性らしい自慢できる身体である」というボディイメージを抱いていたとアセスメントできます（図12）。

　では，術後はどうでしょうか。Aさんは自慢であった乳房の片方を失ってしまいました。「胸が大きく，女性らしい身体」を理想（身体期待）としているAさんが，「胸が片方ない身体」（身体知覚）になったことについて，「こんなの情けないよ…。こんなふうになっちゃって，これじゃ女じゃない…。私の身体じゃない」と発言しています。ここから，「女性らしくない，自分らしくない身体になってしまった」（身体評価）と感じ，ボディイメージが否定的に変容していると考えられます（図13）。

◆自己概念

　中範囲理論のところで説明したように，ボディイメージは，自己概念の身体的側面に焦点を当てた概念であり，自己概念の一部と言えます。したがって，アセスメントの際もボディイメージのアセスメントを含めながら，自己概念…身体も含めて，自分全体をどのようにとらえているかについてアセスメントしていく必要があります。

　Aさんは，胸を女性らしさの象徴としてとらえ，術前は自分の身体を「胸が大きく，女性らしい自慢できる身体である」と思っていました。また，「息子も小さいころは，

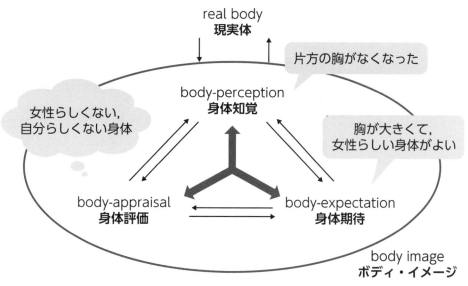

図13 ◆ 術後のAさんのボディイメージ

〔出典：藤崎, 1996b. pp.178-199.〕

私のおっぱい大好きだったのよ」「私も息子が成人するまではどうしても見守りたい
し。家族あっての私だし」と述べていることから、家族内で母としての役割を担って
きた自分も大きいと推測できます。よって、Aさんの自己概念は、「女性らしい身体
である母としての自分」であったと考えられます。

　ところが術後、ボディイメージの否定的な変容が生じ、それが自己概念…自分全体
のとらえ方にも大きな影響を及ぼすことになりました。女性らしくない身体になって
しまったばかりか、「これじゃ女じゃない…。私の身体じゃない、こんなの私じゃな
いよ」という発言から、「女性らしい身体でない自分は、本来の自己ではない」と感じ、
自己概念が揺らいでいると考えられます。

◆ 自尊感情

　自尊感情は、患者さん自身が、自分として把握した自己概念を全体としてどう評価す
るかというものです。ごく簡単に言えば、患者さん自身が"自分ってイケてる"と思っ
ているか、"自分はイケてない…"と思っているかについてアセスメントしていきます。

　中範囲理論のところでも説明しましたが、人にはその人自身の価値基準があり、自
分が価値を置くことに良い結果が得られること、また、実際の自己と理想とする自己
が一致していることにより自尊感情が高まります。Aさんは、女性らしい身体である
ことに価値を置き、術前はそのとおりである身体を持った母としての自分に対して、
自尊感情を高く維持していたと考えられます。しかし、術後は女性らしい身体でなく
なったと感じ、そんな自分に対して、「こんなの私じゃないよ、情けないよ…」と流
涙していることから、価値を置いていた本来的な自己でなくなったと感じ、自尊感情
が低下していると考えられます。

◆自己認知のアセスメントの統括

　ボディイメージ，自己概念，自尊感情のアセスメントは，その人自身が「自分をどのようにとらえ，感じているか」という点において，すべてが関連し影響し合っています。そこで最後に，3つの中範囲理論を活用したアセスメントを，Aさんの自己認知としてまとめてみましょう。

　Aさんはもともと，"胸が大きく女性らしい身体である母としての自分"を本来的自己と認識し，そうした自己に対して高い自尊感情を維持していました。しかし現在は，乳房切除術の施行に伴い左乳房を喪失したことにより，胸がない身体は自分の身体ではなく，本来の自己ではないととらえ自己概念が揺らぎ，自尊感情も低下しています。

8. おわりに

　本項では3つの中範囲理論，すなわち自己概念，ボディイメージ，自尊感情について解説しました。また，乳がんで手術を受けたAさんの事例に対してこれらの理論を活用することにより，私たち看護師が患者さんをより深く理解し，ケアしようと試みました。

　皆さんもぜひ参考にしてみてください。

文献
遠藤辰雄. (1992). 第1章セルフ・エスティーム研究の視座. 遠藤辰雄, 井上祥治, 蘭千壽. (編), セルフ・エスティームの心理学―自己価値の探求 (pp.8-20). 京都：ナカニシヤ出版.
遠藤由美. (1992). 第5章個性化された評価基準からの自尊感情再考. 遠藤辰雄, 井上祥治, 蘭千壽. (編), セルフ・エスティームの心理学―自己価値の探求 (pp.57-70). 京都：ナカニシヤ出版.
遠藤由美. (1999). 自尊感情. 中島義明, 安藤清志, 子安増生, 坂野雄二, 繁桝算男, 立花政夫, 箱田裕司. (編), 心理学辞典 (pp.343-344). 東京：有斐閣.
船津衛. (2000). ジョージ・H・ミード―社会的自我論の展開. 東京：東信堂.
藤崎郁. (1996a). 看護学におけるボディ・イメージ研究の現状と展望. 看護研究, 29 (4), 307-319.
藤崎郁. (1996b). ボディ・イメージ・アセスメント・ツールの開発. 日本保健医療行動科学会年報, 11, 178-199.
藤崎郁. (1997). ボディイメージの障害をもつ患者さんのアセスメント―「ボディイメージ・アセスメントツール」を用いて. 看護技術, 43 (1), 19-26.
Herdman, T. H., & Kamitsuru, S. (2017)／上鶴重美. (訳). (2018). NANDA-I看護診断―定義と分類2018-2020原著第11版. 東京：医学書院.
James, W. (1892)／今田寛. (訳). (1992). 心理学 (上). 東京：岩波書店.
河野友信. (1997). からだとこころの関係からみたボディイメージ. 看護技術, 43 (1), 9-13.
金川智惠. (2005). 第10章「わたし」のなかの他者. 梶田叡一 (編), 自己意識研究の現在2 (pp.203-226). 京都：ナカニシヤ出版.
Maslow, A. H. (1954)／小口忠彦. (訳). (1987). 人間性の心理学―モチベーションとパーソナリティー. 東京：産業能率大学出版部.
Mead, J. H. (1943)／稲葉三千男・滝沢正樹・中野収. (訳). (1973). 精神・自我・社会. 東京：青木書店.
Pope, A. W., McHale, S. M., Craighead, W. E. (1988)／高山巖. (監訳). (1992). 自尊心の発達と認知的行動療法―子どもの自信・自立・自主性をたかめる. 東京：岩崎学術出版社.
蘭千壽. (1992). 第7章対人感情と自己評価. 遠藤辰雄, 井上祥治, 蘭千壽. (編). セルフ・エスティームの心理学―自己価値の探求 (pp.78-96). 京都：ナカニシヤ出版.
Rogers, C. R. (1950)／伊東博. (編訳). (1967). ロージャズ全集第8巻パースナリティ理論. 東京：岩崎学術出版社.
Rogers, C. R. (1951)／保坂亨, 諸富祥彦, 末武康弘. (訳). (2005). ロジャーズ主要著作集2クライアント中心療法. 東京：岩崎学術出版社.
清水裕. (2001). 第1章自己 自己評価・自尊感情. 山本眞理子. (編), 心理測定尺度集I―人間の内面を探る〈自己・個人内過程〉(pp.26-31). 東京：サイエンス社.
山蔦圭輔. (2008). 自己概念. 日本産業カウンセリング学会. (監), 産業カウンセリング辞典 (p.174). 東京：金子書房.

2. 老年看護学

◆認知症の事例

北　素子

1. はじめに

　本項では，認知症を持つＡさんの事例に対し，対象喪失と家族理論という２つの中範囲理論を活用したアセスメントを紹介します。

　認知症を持つ人の看護を実践する上で，家族への支援は大変重要です。認知症を持つ人には記憶障害を代表とする中核症状と，周辺症状と呼ばれる徘徊や易怒性などの症状が発生します。このうち周辺症状は，認知症を取り巻く物理的環境の整え方や周りの人の接し方によって，ある程度コントロールが可能であることが分かっています。一方，認知症を持つ人の家族は，大切な家族が認知症を発症することでさまざまな支援が必要になり，周辺症状が生じることでさまざまな影響を受け，家族自体がその健康を維持することが難しくなることも少なくありません。また，そのせいで認知症の人に適切な対応ができなくなれば，認知症を持つ人の周辺症状の悪化が誘発されるという悪循環に陥ってしまいます。

　そこで，ここでは特に，認知症の人の家族への支援を考えるという視点から，対象喪失と家族理論という２つの中範囲理論の活用を考えたいと思います。

2. 対象喪失

　皆さんも，失恋したり，かわいがっていた動物を亡くしたり，中には肉親を病気や事故で亡くしたりと，自分にとって大切な人やものを失う体験を一度はしたことがあるのではないでしょうか。

　このように，大切な何かを失うこと，それまであったものを失うことを「対象喪失」と呼びます。私たちは皆，あらゆる人生の局面で病気や死，受験の失敗や失恋，親離れ，子離れ，老いに至るまで，さまざまな対象喪失を経験します。その時私たちは，悲しい気持ちや空虚な気持ちになりますし，失くしたものへの思い入れが強い場合には，その気持ちは大きくなり，後悔から自分を責めたり，悲しくて涙が出たり，気持ちが滅入って誰にも会いたくない気持ちになったりと，その心の状態が大きく変化することは少なくありません。

人はそうした深い悲しみや絶望から気力を失い，抑うつ状態に陥り，目前の社会への適応力を弱めたり，そうした心理状態から食欲を失う，眠れないなどの身体の不調を生じたりすることもありますし，不安や悲しみなどの感情の高まりが，十二指腸潰瘍，高血圧，心臓病といったさまざまな身体疾患の発病や経過に影響を与えてしまうこともあります。その一方で，私たちは多くの場合，時間の経過や周囲の人に助けられながら，そうした状況から脱し，状況に適応していくことができます。

　このような「対象喪失」後に推移する心の状態やその変化は，「悲哀（mourning）」または「悲嘆（grief）」と呼ばれます。悲哀と悲嘆は似た言葉で厳密に区別することはできませんが，研究者によっては対象喪失によって生じる一連の心理プロセスを「悲哀」，そして，その中で経験される落胆や絶望の情緒的体験を「悲嘆」と区別する場合もあります（Bowlby, 1980/1991）。本項では，「対象喪失」後に推移する心の状態やその変化として，悲哀と悲嘆を同義として扱いたいと思います。

◆対象喪失後の心理反応をとらえるさまざまな枠組み

・ジークムント・フロイト（Freud, S.）博士の「悲哀（mourning）」

　さて，初めてこのような心の状態を取り上げて研究し，その問題解決の糸口を見いだそうとしたのが精神分析学のフロイト博士です。フロイト博士は精神科医であり，人間が意識していない，いわゆる「無意識」を初めて扱って精神分析学を始めた創設者として有名ですが，自身の父親の死による心理的反応を，『悲哀とメランコリー』（Freud, 1917/1970）という1冊の本にまとめました。そしてその中で，愛する者を失うことによって引き起こされる悲しみや後悔，自責の念などのさまざまな感情を抱く一連の心理的反応を「モーニング（mourning）」，日本語に訳すと「悲哀」と名づけました。

・エーリッヒ・リンデマン（Lindemann, E.）博士の「正常な悲嘆」と「病的な悲嘆」

　この対象喪失に続く心理的反応をとらえる枠組みは，その後，それを引き継いだ研究者たちによって発展し，ある程度段階的なパターンがあるととらえてさまざまな段階モデルが提唱されています。アメリカの精神科医であるリンデマン博士（Lindemann, 1944）は，大火災事故で亡くなった人の遺族に生じる数日から数週間の短期間の心理状態を「急性悲嘆反応」と名づけ，「正常な悲嘆」と「病的な悲嘆」に分類しました。**正常な悲嘆**は，感覚麻痺や否認，不信といった反応から成る**ショックの段階**，泣く，罪悪感，怒り，抑うつ，食欲不振や虚無感，死者に対する思いにとらわれる**急性悲嘆の段階**，そして死者について思い出を思い起こしたり，死者について話すことが可能となり，社会的機能と健全な状態を取り戻し，**喪失を受容する解決の段階**をたどります。一方，ショックや急性悲嘆の段階で生じる悲しみ，怒り，罪悪感などの反応が抑圧されたり，遅れたり，長引いたりすること，うつ症状や健康の悪化，社会的引きこもりと疎遠，自殺念慮を**病的な悲嘆**と分類しました。

・ジョン・M. ボウルビィ（Bowlby, J. M.）博士の「悲哀のプロセス」

　最大の愛情・依存の対象である母親を失った乳幼児の表す心理プロセスを研究した
ボウルビィは，愛する人物の喪失によってもたらされる子どもと成人の悲哀のプロセ
スを比較検討し，多くの共通点があることを発見し，次のような4段階に区分しまし
た（1980/1991）（**図1**）。

第1段階：無感覚・情緒危機の段階

　死を知らされた直後の反応および，その後数時間〜1週間続く無感覚の段階です。
一種の急性のストレス反応で，激しい衝撃に茫然としてしまい，死を現実として受
け止めることができない状態にあります。強烈な苦悩や怒りの爆発に至ることもあ
ります。

第2段階：思慕と探求・怒りと否認の段階

　喪失を事実として受け止め始め，強い思慕の情に悩まされ，深い悲嘆が始まる段階
です。しかし他方では，いまだ喪失を十分には認めることができず，強い愛着が続い
ています。故人を我知らず探し求めたり，故人の食事の準備をしたりしてしまうといっ
た，現実に対する否認もあります。また，この時期には喪失に対する責任を巡って，
あるいは見込みのない探索のフラストレーションから怒りや抗議が見られることもあ
ります。

第3段階：断念・絶望の段階

　対象喪失の現実が受け入れられ，愛着は断念される段階です。それまで故人との関
係を前提に成立していた心のあり方・生活がすべて意味を失い，絶望，失意，抑うつ
状態が支配的になります。免疫力の低下といった身体への影響も生じます。

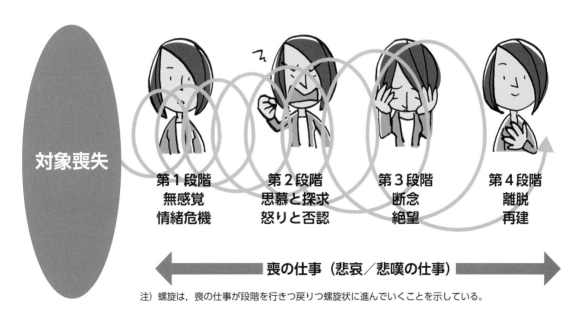

注）螺旋は，喪の仕事が段階を行きつ戻りつ螺旋状に進んでいくことを示している。

図1 ◆ 対象喪失による悲哀のプロセス

第4段階：離脱・再建の段階

　それまで向けられていた愛着が故人から離れ，故人の思い出は穏やかで肯定的なものとなる段階です。新しい人間関係や環境の中で，死別者の心と社会的役割の再建の努力が始まります。

　このほかに，イギリスの精神科医コリン・M. パークス博士（Parkes, C. M. 1973/1992）も悲嘆をプロセスとしてとらえ，ボウルビィ博士の説に対応する心の麻痺，切望，混乱と絶望，回復という4段階を提唱しています。

　このように，対象を失った場合の心理的プロセスの段階モデルは諸説ありますが，対象喪失によって起こる一連の心理プロセスには個人差があり，各段階にとどまる期間や段階を経る順序が異なること，各段階は必ずしも明確に区別できるものではなく，相互に各段階が重なり合ったり，段階間を行きつ戻りつしたりするものであることに注意が必要です。

◆悲哀／悲嘆のプロセスをたどれない要因

　また，悲嘆プロセスの凍結や病的な悲嘆に至る要因も明らかにされており，喪失対象への愛着が強い場合，過度に依存していた場合，悲しみを押さえつけた場合，生前の死者との感情的葛藤があった場合，災害や戦争などで行方不明となったり，認知症の発症などで死や喪失に関する情報が不完全だったり，誤ったりしている場合（あいまいな喪失：ambiguous loss）（Boss, P. 2006/2015），複数のストレス因子が加わった場合などが挙げられます。

　さらに，対象喪失が事前に予期できるものであったかどうかということも重要で，予期しなかった喪失であった場合，人は次の段階に進むことが困難であるとされています。「喪失が予期される場合，実際に喪失する以前に喪失に伴う悲嘆が開始され，喪失に対する心の準備が行われること」は**予期的悲嘆**（Lindemann, 1944）と呼ばれ，心の中で別れの準備と予行演習をすることで，実際の喪失後の苦痛は緩和されると言われています。その典型例には，がん患者を看取る家族の悲嘆プロセスが挙げられます。

　心の中で亡くした対象の像を安らかで穏やかな存在として受け入れ，心と社会的役割の再建に向かうまでには，心の中で悲哀の心理プロセスを踏むこと，嘆き悲しむその中で，亡くした対象とのかかわりを整理していく作業を行うことが重要と考えられており，それは**悲哀の仕事，喪の仕事**，あるいは**グリーフワーク（悲嘆の仕事）**と呼ばれています。したがって，支援に当たる専門職は，対象喪失した人がリンデマンの言うような病的な悲嘆に陥らないよう見守り，そして時には気持ちの聞き手となって，このプロセスをたどっていけるようサポートしていくことが必要です。

◆喪失の対象となるもの

　日本のフロイト研究者である小此木（1979）は，深い悲しみを伴う喪失体験が，

愛する人との死別や離別に限るものではないと唱えて，失う対象として３つの視点からまとめました。

　１つ目は，近親者の死や失恋，子どもが成人して家を出ていくなど，**愛情・依存の対象の喪失**です。２つ目は，**住み慣れた環境や地位，役割，故郷など，環境などからの別れ**。そして３つ目は，**自己を失う体験**で，これには事故や病気で身体の一部を失う，あるいは**機能を失うことが含まれます。**

　看護師が臨床場面で日常的に出会う対象喪失は，配偶者，子ども，親，兄弟姉妹など愛する家族の喪失，喉頭摘出による声の喪失，乳房や子宮摘出による女性のシンボルとも言える身体の一部の喪失，病や治療による社会的役割の喪失，認知症を発病した人の記憶や自分らしさの喪失とその家族にとっての対象喪失など，多岐にわたります。対象喪失とそれに続く悲嘆／悲哀のプロセスは，検証の余地はあるものの，こうしたさまざまな対象喪失，あらゆる場面に適応して考えることができる枠組みだと言えるでしょう。

3. 家族理論

◆「家族」とは何か？

　皆さんは「家族」と言うと，誰を，あるいはどのような人たちを思い浮かべますか？

　同居して生活を共にしている人（たち）を思い浮かべる場合もあるでしょうし，別の町に暮らす祖父母，就職や結婚などで家を出ていった兄弟姉妹を（含めて）思い浮かべることもあるでしょう。人によっては，ペットを家族の一員と考える場合もあるでしょうし，婚姻関係に基づかないパートナーを家族に含める場合もあるでしょう。

　この言葉が一般的に用いられるようになったのは明治時代だそうで，ラテン語の"familia"，英語の"family"という語の訳語として用いられるようになったのが始まりと言われています（山根・玉井・石川，1996）。「家族」の語源となった"family"は，もとは召し使いを意味していましたが，後に両親とその子女，召し使い，下宿人を含め，一つ屋根の下に住んでいる人々，あるいは同別居を問わず血縁や婚姻関係によって強く結び付けられた人々で形成される集団（統一体）を意味するようになりました（Simpson & Weiner, 1989）。また"family"という用語は，共通の祖先を持つ家系や家柄，共通の特徴を持つ群や種族を指して用いられることもあります。日本語の「家族」は，一般に夫婦の配偶関係や親子・兄弟姉妹などの血縁関係によって結ばれた親族関係を基礎にして成立する小集団であると定義されています。このように，私たちが普段何げなく使っている「家族」という言葉をよく吟味してみると，その内容は多様です。

　病気になった子どもの看護をする場合，生活習慣病を持つ人の生活指導をする場合，あるいは治療が終わったけれど介護が必要な状態で退院が決まった高齢者を支援

する場合など，あらゆる臨床場面で家族を視野に入れなければ，その支援は成り立たないことが少なくありません。ここでは看護が「家族」をどのようにとらえて支援していけばよいのかを家族理論から考えます。家族理論にはいくつも種類がありますが，ここでは代表的な家族システム論，家族発達論，家族ストレス理論（二重ABCXモデル）について紹介します。

◆家族システム論

複数の要素が密接に関係し合い，全体としてまとまった機能を発揮している要素の集合体をシステムと呼びます。家族成員がかかわり合って一人ひとりの，そして集団としての生活を成り立たせている家族は，システムの一つと考えることができます。健康障害を有する人の生活も，その配偶者，子ども，子どもの配偶者，孫といった家族成員が相互にかかわり合って成立しており，そのような生活にかかわる家族成員の集合は家族システムとしてとらえることができます（**図2**）。

家族をシステムとしてとらえる家族システム論は，1950年代に生物学者ルートヴィヒ・V. ベルタランフィ（Bertalanffy, L. V.）博士がシステム一般に共通する法則を提示した「一般システム論」（Bertalanffy, 1968/1973）がもととなり，社会学では家族理論として，また臨床心理学では家族療法モデルとして（岡堂，1991；Jones & Dimond, 1982/1989），そして看護学では家族看護モデルとして発展して

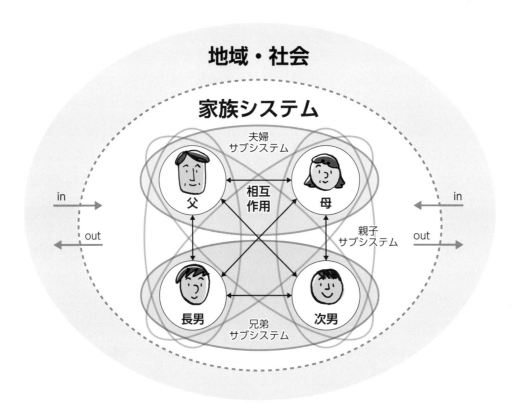

図2 ◆ 家族システム論からとらえた家族

います。家族システムには，次のような特徴があるとされています（岡堂，1991；Friedman, 1986/1993）。

①家族システムは，相互に密接に作用し合い，依存し合っている個人から成る小集団であり，全体としての家族の機能や目標を志向している。家族は主に2つの機能，すなわち経済，保護，保健，愛情など家族成員のニーズを満たすことと，家族が属している社会のニーズを満たすことを担っている。

②家族システムは，個人，そして配偶者や親子・同胞など関係のサブシステムから形成される。

③家族システム内で各家族成員は複雑に結び付いており，一部で生じる変化は必然的に家族システム全体に変化をもたらす。

④家族システムは，物質，エネルギー，情報を環境と交換している開放システムである。家族システムは，環境との間に境界を持つ。この境界は家族境界と呼ばれ，家族のニーズに応じて拡大されたり引き締められたりすることで，環境からのインプットや環境へのアウトプットの量を調整する。

⑤家族システムは環境条件の変動に対して自らを変化させ，その変動に対応し，存続・成長する。家族システムの環境条件の変化への対応には，システムの組織を変えないまま，システムの安定性を保とうとする対応と，大きな環境の変化により危機的な状態に陥った場合に，家族システムの組織自体を自ら刷新して対応するという2つのタイプがある。これらの対応は，家族は家族境界の機能によって，環境との間で情報や物質，エネルギーを選択的にやり取りすることで可能となる。

　このように，家族がシステムとしての特徴を備えていることを知ることで，ある特定の家族成員の健康障害が家族全体に影響を及ぼすことをとらえやすくなります。また，その家族がいったん機能不全状態に陥っても，家族全体のあり方が変化することでそれを乗り越えていくという，家族システムの力を引き出すことを前提とした家族支援を考えることも可能になります。さらに，そのような支援を実施していく上で，福祉サービス，訪問看護，近隣の人々や親族など，家族外からの支援の重要性も確認でき，それを取り入れるかどうかは家族自身が調整する自律性を備えていることを前提にすることができます。

◆家族発達論

　生命を持つものの生涯，一生の生活にまつわる規則的な推移のことをライフサイクルと言いますが，それを家族に当てはめ，男女が結婚し，新しい家族を形成した時に始まり，夫婦の死亡によって終わるまでの推移をファミリー・ライフサイクル（家族周期）と言います。家族発達論では，このファミリー・ライフサイクルを発達段階で区切り，各発達段階で解決しなければならない基本的課題（発達課題）が示されています（渡辺，2001）（**表**）。

表◆核家族の発展段階と基本的発達課題

発達段階	基本的発達課題
新婚期 （結婚から 第1子誕生まで）	・双方の出生家族から自立し，新しい生活様式を築き上げる ・出生家族との関わりを維持しつつ，夫婦としての絆を深める ・双方の親族や近隣との新たな社会関係を築く
養育期 （乳幼児を もつ家族）	・育児という新たな役割を獲得し，乳幼児を健全に保育する ・夫婦という二者関係から，子どもを含んだ三者関係への変化を受け入れ，新しい生活のあり方を再構築する ・家事・育児の分担に関する夫婦のルールを築く ・必要に応じて保育サービスなどの社会資源を活用する ・祖父母と孫との関係を調整する
教育期（前期） （学童期の子どもを もつ家族）	・子どもに大切な家族の一員であるという感覚を与えつづけながら，子どもの社会性の発達を促す ・子どもが自分の手元から離れる不安や心配を乗り越え，学校生活や友人関係で子どもが直面する問題の解決に適切な手助けをする ・学校などの地域社会とのつながりを強化する
教育期（後期） （10代の子どもを もつ家族）	・子どもの自由や責任を認め，開放的なコミュニケーションに努め，子どもと親との間にゆるやかな絆を形成する ・子どもを見捨てることなく，子どもから拒絶を受け入れることを学ぶ ・しだいに焦点を子どもから配偶者に移し，夫婦を基盤にした将来の家族の発達段階の基礎を築きはじめる ・両親は，生活習慣病の予防に努める
分離期 子どもを 巣立たせる時期	・親離れ，子離れに伴う喪失感を克服し，親子が並行してこれらの課題を達成する ・子どもが巣立ったあとの老後の生活に向けて，生活設計を具体的に検討する ・更年期障害や生活習慣病のコントロールに努める
充実期 （夫婦二人暮らしの 時期）	・夫婦が新たに出会い直し，夫婦の関係性を強化する ・加齢に伴うさまざまな変化を受け入れ，無理のない新しい生活スタイルを構築する ・地域活動に参加し，これまでの豊かな生活経験を社会的に生かす ・子どもの配偶者やその親族などの新たな関係を構築する ・老親の介護問題に夫婦で取り組む
完結期 （配偶者を失った あとの時期）	・配偶者を失った喪失の現実との折り合いをつける ・一人で暮らす生活や新たに同居しはじめた子どもたちの生活に適応する ・他者からの支援を受けるという新たな体験を通じて社会性を維持・拡大させる

〔出典：渡辺，2001，p.113より引用〕

　例えば，10代の子どもを持つ教育期（後期）にある家族がクリアしなければならない発達課題は，「子どもの自由や責任を認め，開放的なコミュニケーションに努め，子どもと親との間にゆるやかな絆を形成する」こと，「子どもを見捨てることなく，子どもから拒絶を受け入れることを学ぶ」こと，「しだいに焦点を子どもから配偶者に移し，夫婦を基盤にした将来の家族の発達段階の基礎を築きはじめる」こと，「両親は，生活習慣病の予防に努める」こととされています。

　完治が難しい病気で入院してきた患者が，10代の子を持つ家族の家族成員（それは父親だったり，母親だったり，あるいは兄弟姉妹の誰かだったりするかもしれません）である場合，その家族は入院する家族成員の健康問題と並行して，こうした家族の発達課題に直面し，対処しなくてはならない状況があります。このように，個人の健康障害や介護あるいは療育は，ファミリー・ライフサイクルにおける発達段階ごと

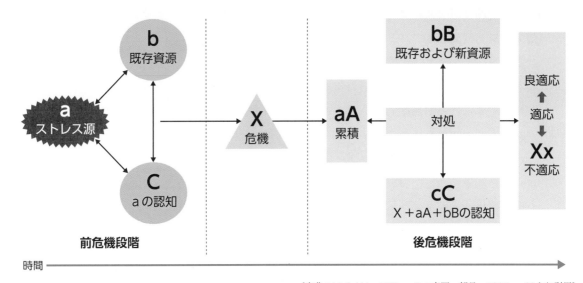

図3 ◆ 二重ABCXモデル

〔出典：McCubbin, 1981, p. 9；森岡・望月, 1997, p.83より引用〕

で家族が取り組まなければならないさまざまな発達課題と共に生じることを理解し、家族の状況を見極め支援することが重要です。

◆家族ストレス理論（ABCXモデル, 二重ABCXモデル）

アメリカでは、第二次世界大戦やベトナム戦争中、出征兵士の留守家族を対象として家族のストレス対処過程が研究されました。この研究から、1949年にルーベン・ヒル（Hill, R.）博士という社会学者は、家族危機の発生を表すABCXモデルを示しました（Hill, 1949）。そして、それを引き継いだハミルトン・I．マッカバン（McCubbin, H. I.）博士は、より長期的な視野から家族ストレスを分析する二重ABCXモデルを提示しました（McCubbin & Patterson, 1983）（図3）。これらは家族ストレス理論と呼ばれています。

ABCXモデルは、家族が**ストレス源となる出来事（a）**に遭遇すると、それに対応するために用いることができる**家族の資源（b）**と、**家族成員のストレス源となる出来事に対する認識（c）**がかかわって、**家族危機（x）**が生じるという危機発生のメカニズムを表しています。この理論の重要なポイントは、ストレス源となる出来事が、家族の危機状態を直接もたらすのではないという点です。同じストレス源となる出来事が生じたとしても、家族によってはその経済力や家族成員たちの健康、得られる親族や友人からのサポートの量や質、家族の柔軟な対応力といった危機に対応するための資源や、その状況を家族がどのようにとらえるかによって、危機に陥るかどうかは異なります。

これを発展させた二重ABCXモデルでは、ヒル博士のABCXモデルにおけるプロセスを前危機段階とし、その後に家族がこの危機状態をどのように乗り越えていくのか、その対処過程を後危機段階として表されています。家族のストレス源となる出来

事は，時間経過と共に新たなものが加わり（ストレス源の累積，aA），家族はそれに対する対処行動として，そのストレス源を除去したり，家族システムの内部資源・社会的資源（**既存および新規の家族資源**，bB）を強化・開発したり，当初の危機（X）・新旧のストレス源（aA）・新旧の資源（bB）などについて**再評価**（cC）するといった対処をすることで**適応**していきますが，それがうまくいかない場合に**不適応**（xX）が起こると説明されます。

　なお，家族システムの内部資源には，家族成員の経済力や健康状態のほか，家族成員がほかの家族成員に対して抱く情緒的結合と自律性である**家族凝集性**と，状況に応じて役割構造・勢力構造を変化させることができる能力である**家族適応能力**が含まれます。また，社会的資源には親族や近隣住民，友人，社会的サービスなど，ストレスを軽減させるために家族外から提供される資源が含まれます。

　こうした家族ストレス理論は，あらゆる看護の対象に適応が可能です。健康障害を持つ家族成員を含む家族が危機状態にあるのか否か，それを乗り越えるために家族が持つ資源にはどのようなものがあり，家族はそれをどう強化・開発しようとしているのか，そしてこれらをどのようにとらえているのかを確認することで，どこに支援が必要なのかを見いだす枠組みとして活用していくことができると思います。

4. 事例の紹介

◆プロフィール

　Aさんは，80歳の女性で独居です。会社員であった夫は6年前に脳梗塞で倒れ，Aさんが自宅で介護した後，3年前に亡くなりました。Aさんには2人の息子がいます。50代半ばの長男は，同じ年の妻と20代の子ども（娘）と共に，Aさん宅から車で1時間程度の場所に住んでいます。また，50代前半の次男は，妻と高校3年生と中学3年生になる2人の息子たちと他県に在住しています。

◆現在までに至る病気の経過

　Aさんは65歳の時に糖尿病と診断され，自宅から電車で2駅先にある総合病院に通院し，内服薬で治療を継続してきました。本来は社交的な性格で，手芸教室にも通っていましたが，夫の介護でそれもやめました。夫の死後間もなくから，Aさんは通院のほか，近くの店に惣菜を買いに行く程度で，ほとんど外出しなくなっていました。

　長男は，母親思いで母親のことを気にかけていましたが，ここ最近は仕事で忙しく，時々Aさんに電話連絡を入れる程度でした。電話では普通に会話が成立していたため，息子たちは母親の異変に気づくことはありませんでした。次男は実家には年に1回，母親の様子を見に帰る程度でした。

　猛暑の続いた今年の8月，久しぶりに長男が仕事帰りに自宅を訪ねた際，寝込んで

いる母親を見つけました。Aさんは救急車で病院に運ばれ，入院した先で，糖尿病悪化による高血糖と脱水，アルツハイマー型認知症と診断されました。Aさんは認知症による短期記憶障害から服薬管理ができず，また食事摂取，水分摂取行動がうまく取れなくなった結果，脱水と糖尿病の悪化によって体調を崩していたのでした。

◆現在の治療

入院後，点滴により脱水は改善し，糖尿病に関しては血糖値を確認しながらインスリン療法が開始され，急性期からは脱出しました。Aさんのアルツハイマー型認知症は中等度と診断され，認知症の内服薬であるアリセプトが処方されました。

◆現時点の全体像

Aさんは入院中，短期記憶障害から病室を間違えてしまったり，慣れない入院環境に置かれたことで夜になるとそわそわし，「家に帰りたい，家に帰らないと」と徘徊したりするなどの行動が出現しています。Aさんの糖尿病に対しては，今後インスリン療法の継続が必要な状態ですが，新しくインスリン自己注射をマスターして自宅に退院することは難しそうです。

入院時に病院に付き添ってきた長男は，入院するまで，電話では普通に会話が成立していたため，母親が認知症を発症しているとは想像もしていない状態でした。また，長い間糖尿病で通院していたことさえ知らない状況でした。入院後に医師と看護師が長男と面談し，Aさんはアルツハイマー型認知症のため，記憶障害や見当識障害は進行していくと予測されること，また糖尿病は進行しており，自宅で生活を続けていくためにはインスリン療法の継続が必要であることが医師から説明されました。看護師からは，そのためには誰か家族が支援するか，介護保険の認定を受けて，サービスを導入してサポートを受ける必要があることも伝えられました。

しかし，面会に来る長男は，看護師からAさんは物忘れが激しく自己注射の手技を覚えられないこと，夜間徘徊している状況であることをいくら伝えても，「自分が会う時はいつもの母親だし，アルツハイマーだとは思えない。インスリンの注射も自分でできると言っている」と怒り，母親が認知症であることをなかなか受け入れることができない状態でした。また，家族からの支援の必要性については，「自分は仕事で忙しいし，弟は全く当てにならない。見舞いにも来ない」と怒りを表出しました。

このような状況でAさんの退院のめどは立たず，担当の看護師は困っています。

5. 事例のアセスメント：対象喪失を活用する

糖尿病の病状が安定した段階でAさんに生じている徘徊は，認知症の行動・心理症状（BPSD）の一つです。それは病院という慣れない環境に置かれたことによるものと考えられるため，できるだけ早期に住み慣れた自宅に退院できるよう支援していく

ことが望まれます。そこで，このケースでは，母親Aさんが認知症となり，もはやこれから自分で糖尿病をコントロールして生活していくことが難しいということを長男が受け止め，現実的な対応をしていくことが必要ですが，長男は受け入れることができずに状況が硬直しています。

　先に解説した，対象喪失に続く心理的反応をとらえる考え方は，このような認知症を持つ人の家族が陥っている状態や状況を読み解き，どのように支援をしていけばよいのかを考える際に役立ちます。

　対象喪失とは，大切な何かを失うこと，それまであったものを失うことでした。認知症を持つ人の家族は，愛する人がここにいるのに，これまでのその人ではなくなっていくというあいまいな対象喪失を体験すると言われています（図4）。長男にとって，これまで自分を産み育ててきてくれた母親は，大切な存在に違いありません。その母親が認知症を発症し，それまで自分が知っている母親ではなくなっている，なくなろうとしているというあいまいな喪失を，長男は体験していると推察できます。対象喪失においては，心の中で悲哀の心理プロセス，すなわち情緒的危機，思慕と探求・怒りと否認，断念と絶望，離脱と再建という段階を踏むことで，失くした対象とのかかわりを整理していく作業をすることが重要であることを確認しました。

　これをAさんの長男の状況に対応させると，大切な母親がアルツハイマー型認知症であると医師から告げられた時の情緒的危機を経て，それを受け入れられず，怒りを看護師や弟に向けるという怒りと否認の段階にあると考えることができます。この時期には，認知症の人に生じる徘徊や不穏，物盗られ妄想などの行動・心理症状は，家族の心を傷つけ，やり場のない怒りとなって医療者，福祉や行政，ほかの家族成員への外向きの怒り，あるいは自分を責める罪悪感となると言われています。長男が示す反応は，そうしたことの現れである可能性があります。

　嘆き哀しむことで次第に対象喪失の現実を受け入れ，再建の段階に移行していくこ

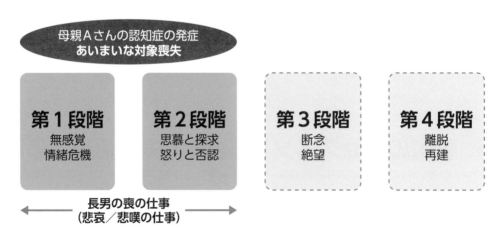

図4 ◆ 対象喪失によるAさん家族の悲哀のプロセス

とが望まれますが，認知症の場合，愛する人がいるのかいないのかはっきりしない（医療者からは徘徊や認知症の短期記憶障害を指摘されるが，自分と話をする時はこれまでと変わらないように思える）という対象喪失のあいまいさが，対処するにも悲嘆するにも障壁となり，悲嘆プロセスは凍結していると推察できます。

　母親の認知症を受け入れられず，怒りの矛先を弟に向けている長男の心の状態をこのように見ることで，長男が以前とは別人となってしまった母親を悼む気持ちになること，その人なりのやり方で深く悲しむことの必要性を理解し，支援することができるでしょう。

6. 事例のアセスメント：家族理論を活用する

　次に，家族システム論，家族発達論，家族ストレス理論から，Ａさん家族をアセスメントしてみましょう。

◆ Ａさんを取り巻く家族システムを見る

　まず，Ａさんの生活にかかわる家族システムを考えるため，ジェノグラム・エコマップを図5のように描いてみました。現在，そしてこれからのＡさんを支えるための家族システムとして，広くは長男家族および次男家族をサブシステムとして含めて考えてみましょう。なぜなら一部で生じた変化，すなわちＡさんの認知症と糖尿病の

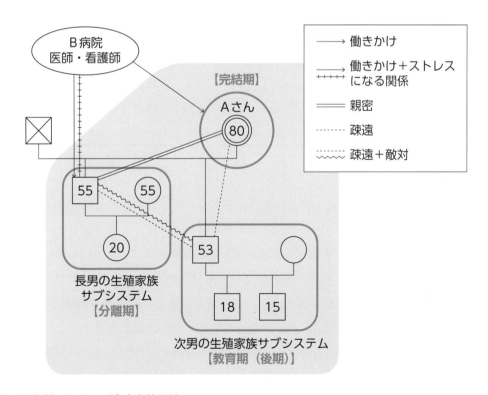

図5 ◆ 家族システム論事例解説

悪化という変化は，長男家族，次男家族にまで何らかの変化をもたらすこと，あるいはすでにもたらしていることが想定されるからです。

　現在のところ，Ａさんの認知症と糖尿病の管理への手助けが必要であると発覚したことで，情報から最も影響を受けているのは長男であることは明らかです。一方，長男の妻，そして20代の娘の生活に今回のことがどのように影響を与えているのか，次男にはどのように今回の話が伝わり，それに対して次男とその妻からはどのような反応があるのか，さらに情報を収集する必要があります。

　もしかしたら，現時点での長男の怒りや母親の状況を受け入れらない凍結した状況は，母親が認知症を発症したことによるあいまいな喪失を体験していることばかりでなく，今後母親をどうするのか，自宅に帰すのか，その場合は誰がインスリン注射を支援していくのか，自宅に帰ったとしても，これから認知症がさらに進んでいった時にはどうするのかなどの決定を，自分の妻や娘，弟といったほかの家族成員と十分に共有できず，長男が一人で抱え込んでいることが影響しているかもしれないからです。あるいは長男は，自分の妻や子ども，弟から，それに対する協力的な反応が得られていないからかもしれません。いずれにしても，現段階でＡさんを支えるのは，家族成員としては長男しかいないように見て取れます。

　また，家族システム外からのＡさんとのつながりは，入院中の病院の医療者しかなく，しかも長男と医療者との関係性は不良です。このままでは，長男はＡさんの今後の介護問題を一人で背負っていかなければならず，それを相談できる信頼できる専門職もいない孤立無援の状態で，いわば危機的状況にあると考えられます。

◆家族の発達段階と課題を見る

　Ａさんにかかわる家族システムを考えていく上で，家族の発達段階と発達課題という観点から見てみましょう。家族発達論で見る家族の発達段階と発達課題は，男女が結婚してつくる家族（生殖家族と言います）に関するものです。この事例では，Ａさん自身の生殖家族，長男の生殖家族，次男の生殖家族の発達段階と発達課題を確認します。

　まず，Ａさんの生殖家族の発達段階は，配偶者を亡くした後の完結期にあり，発達課題として配偶者を失った喪失の現実との折り合いをつけ，1人で暮らす生活に適応すること，他者からの支援を受けるという新たな体験を通じて社会性を維持・拡大することが挙げられます。次に，長男の生殖家族は20代の娘がいることから，子どもを巣立たせる時期にある分離期にあり，この時期の家族一般の発達課題は，親離れ，子離れに伴う喪失感を克服し，親子が並行してこれらの課題を達成すること，子どもが巣立った後の老後の生活に向けて，生活設計を具体的に検討すること，更年期障害や生活習慣病のコントロールに努めることが挙げられます。そして，次男の生殖家族は高校生・中学生の息子がいることから，10代の子どもを持つ教育期（後期）にあり，

子どもの自由や責任を認め，開放的なコミュニケーションに努め，子どもと親との間にゆるやかな絆を形成すること，子どもを見捨てることなく，子どもから拒絶を受け入れることを学ぶこと，次第に焦点を子どもから配偶者に移し，夫婦を基盤にした将来の家族の発達段階の基礎を築きはじめること，そして両親は生活習慣病の予防に努めることが挙げられます。

いかがでしょうか。こうした一般的な家族が乗り越えなくてはならない発達上の課題と並行して，Ａさんの介護問題にも対応していかなければならないということが分かります。長男がＡさんの認知症を受け入れられないのは，対象喪失による心理的反応だけでなく，長男自身の生殖家族の発達課題との両立が難しい状況があるからかもしれません。また，次男が母親（Ａさん）や長男と疎遠になっているのは，自身の生殖家族の発達課題に対応していくことが優先になっているからかもしれません。こうした視点を持って家族の情報を収集し，Ａさんに対する家族の対応力をどのようにすれば高められるかを考えていく必要があるのです。

◆家族ストレス理論から見る

最後に，家族ストレス理論の枠組みを使って，Ａさん家族の状況を考えてみましょう（図6）。

まず，この家族のストレス源となっている出来事としては，これまで見てきているとおり，Ａさんの認知症の発症とそれに伴う周辺症状と，それが明らかに今後進行していくことが予測されること，それに伴い今後Ａさんの介護をどうするのか，自宅に帰すのか，その場合は誰がインスリン注射を含め支援していくのか，自宅に帰ったとしても，これから認知症がさらに進んでいった時にどうするのかを検討しなくてはならないこと，医療者とうまく関係性を築けていないこと，家族成員間（ここでは弟との）の関係性が悪いこと，Ａさんを取り巻く家族システム内の長男・次男それぞれの生殖家族（サブシステム）が遭遇している発達課題が挙げられ，ストレス源が累積していると考えられます。

これに対し，Ａさん家族が自分たちが有する内部資源，社会的資源の状況，そしてそれら資源と累積しているストレス源をどのようにとらえているか，また，家族は何にどのような対処を取っているのかを確認します。

家族の内部資源の家族凝集性のアセスメントとして，長男が母親の様子を見に実家に時々帰っていたことや電話で連絡は取っていたことを見ると，長男と母親の情緒的結び付きを確認することができますが，長男の妻や次男とその妻，孫たちとの関係については不明であり，さらなる情報収集が必要です。また，家族適応能力についても，現在一人で対応している長男にどのくらいその妻や次男など，ほかの家族がその役割を分担できる可能性を持っているかは，長男と良好なコミュニケーションを取って確認していかなければ分かりません。

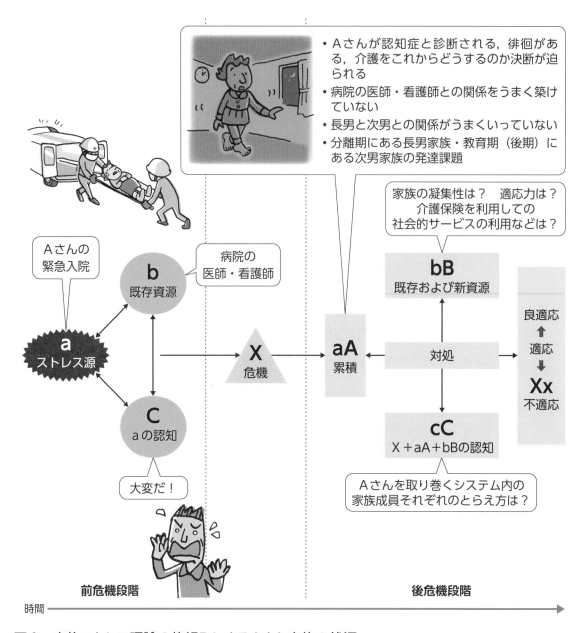

図6 ◆ 家族ストレス理論の枠組みによるAさん家族の状況

　社会的資源としては，情報からはAさんはもともと社交的な人でしたが，ここ数年は近隣との交流などはありません。また，これまで要介護認定も受けておらず，社会的サービスの活用も経験がないようです。今後，家族システム内で対応できない場合，この状況を家族成員，特に長男がどのように考えているのか，積極的に社会的サービスの利用に動くという対処を取る可能性について確認が必要と考えられます。

　このように，家族ストレス論の枠組みを通して考えると，家族が体験しているストレス源と，家族がそれを乗り越えるために持っている内的・外的資源，そしてそれら両方に対する家族の受け止めと，家族の取っているあるいは取ろうとしている対処に

関心を向け，それにより家族が直面している課題を乗り越えていけるような支援を考えていくことができます。

7. おわりに

本項では，対象喪失と家族システム論，家族発達論，家族ストレス理論という諸家族理論に関する中範囲理論を解説し，認知症高齢者の家族の事例をそれらの枠組みを使って解釈してみました。表面的に特定の家族成員に見られる行動や状況を，このようにその裏にある家族成員の心理的プロセスからとらえ直してみることや，家族システム全体に起こっていることからとらえ直してみることで，新たな支援の手がかりが得られると思います。

文献

Bertalanffy, L. (1968)／長野敬・太田邦昌．(訳)．(1973)．一般システム理論．東京：みすず書房．

Boss. P. (2006)／中島聡美・石井千賀子 (2015)．あいまいな喪失とトラウマからの回復―家族とコミュニティのレジリエンス．東京：誠信書房．

Bowlby, J. (1980)／黒田実郎・吉田恒子・横浜恵三子．(訳)．(1991)．母子関係の理論 III対象喪失．東京：岩崎学術出版社．

Freud, S. (1917)／井村恒郎・小此木啓吾．(訳)．(1970)．悲哀とメランコリー．フロイト著作集6．京都：人文書院．

Friedman, M. M. (1986)／野嶋佐由美．(監訳)．(1993)．家族看護学：理論とアセスメント．東京：へるす出版．

Hill, R. (1949). Families under stress. New York.：Harper and Row.

Jones, S. L., & Dimond, M. (1992)／神戸恵子．(訳)．(1989)．家族理論モデルと家族療法モデル―看護実践への適用に関する比較検討．看護研究，22 (3)，252-262.

小此木啓吾．(1979)．対象喪失．東京：中央公論新社．

Lindemann, E. (1944). Symptomatology and management of acute grief. Am J Psychiatry. 151 (6), 155-160.

McCubbin, H. I. (1981). Familystress theory；The ABCX and double ABCX models. In：Systematic assessment of family stress, resources, and coping, p.9.

McCubbin, H. I., & Patterson, J. M. (1983). The family stress process：the Double ABCX model of adjustment and adaptation. H. I. McCubbin, M. B. Sussman and J. M. Patterson (Eds.), Social stress and the family：Advances and developments in family's stress theory and research. New York：The Haworth Press.

森岡清美・望月嵩．(1997)．新しい家族社会学（4訂版）．83，東京：培風館．

岡堂哲雄．(1991)．家族心理学講義．東京：金子書房．

Parkes, C. M. (1973)／桑原治雄・三野善央・曽根維石．(訳).(1992)．死別―遺された人たちを支えるために．大阪：メディカ出版．

Simpson, J. A. & Weiner, E. S. C. (1989).：The Oxford english dictionary. Oxford：Oxford University Press.

山根常男・玉井美知子・石川雅信．(編)．(1996)．わかりやすい家族関係学―21世紀の家族を考える．東京：ミネルヴァ書房．

渡辺裕子．(2001)．家族看護学を基盤とした在宅看護I（概論編）．p.113，日本看護協会出版会．

3. 小児看護学

◆ 小児期の事例

江本リナ

1. はじめに

　本項は小児期の子どもの事例に対して，２つの中範囲理論を用いて子どもの理解と子どもと家族への看護を考える手立てを見つけることを目指します。ここで取り上げる中範囲理論は，人が育つ過程で物事をどのように理解していくかを示す認知発達理論と，自分自身をどのように理解しとらえるかを示すアイデンティティ発達理論です。

　子どもが看護の対象となる場合，これらの理論は欠かすことができません。なぜなら，子どもに語りかける時や子どもを安心してもらう時，子どもの協力を得たい時，療養行動を伝える時，子どもと家族に説明する時など，小児看護のあらゆる場面でこれらの理論が基盤となるからです。しかし，これらの理論は子どもを理解するだけのものではなく，成人し年老いていく人を理解する際にも用いられ，広い範囲で応用できます。

　それでは，認知発達論の理解から始めましょう。

2. 認知発達論

　皆さんは今この本を手にし，これが「本」であることを理解できることでしょう。ではなぜ，「本」だと知っているのでしょうか？　なぜこれが読み物であると分かるのでしょうか？　それは，皆さんが生まれてから今に至るまでに「本」と呼ばれるものを触ったことがあり，誰かに「本」を読んでもらったり自分が読んだりしたことがあるからです。そして，紙で作られた「本」は燃えると消えてしまいますが，読んだ内容は記憶に残ることも知っています。また，別の事例にどのように応用できるか考えることもできます。このように，形があるものないものの理解や時間の概念，想像，推論といった認知は生まれた時から備わっているわけではなく，乳児期から青年期にわたって徐々に育ちます。こうした認知の育ち方を説いたのが心理学者のジャン・ピアジェ（Piajet, J.）博士です。

　古代より，人はいかにして知るようになり，知るのは何か，という認識論と呼ばれる問いがなされてきました。人は生まれながらにそのような認識があると主張する立場や，生まれてきた時は白紙状態で，五感を通して環境から認識が得られると主張す

る立場もあり，遺伝か環境かといった議論が交わされてきました。

　一方ピアジェ博士は，知能テスト開発に携わっていた時，子どもはどうやって解答を導くのだろうと疑問を持ち，ありのままの子どもを理解したいと考え，実際に自分の子どもを観察しながら子どもの思考がどのように生まれるかを探究していきました。そして，ピアジェ博士は人の認識は環境との相互作用によって形づくられると考えました。

　しかし，それは単に外部から知識を受け取ってそのまま自分のものになるのではなく，自分に備わる認識体系に当てはめて，取り入れながら新しい知識となっていくと考えました（Paulaski, 1980/日名子・和久, 1986）。つまり，幼い時期から段階を経て複雑になる思考の発達過程を提唱しました。そこで，ピアジェ博士の著書『思考の心理学』（Piajet, 1964/滝沢, 1968）とピアジェ博士の理論の解説書『ピアジェ理論の理解のために』（Paulaski, 1980/日名子・和久, 1986）を基に，思考の発達過程を解説します。

　まず，ピアジェ博士が説く思考の発達を理解するために，いくつかの概念を紹介しましょう。

◆認知発達の核となるもの

　ピアジェ博士によると，どんなに幼くてもその年齢なりの理解があり，成人と変わらない理解を示すようになるには生後十数年かかると言われています。その間，子どもは周囲の環境と相互作用しながら理解の仕方が発達すると考えられています。

　ピアジェ博士の認知発達は外部環境と相互作用する「適応」が核となり，身体に浴びる無数の刺激と感覚が体制化されて初めて適応すると考えられています。「適応」には「同化」と「調節」という２つの働きがあり，これらは切り離すことができません。「同化」は，身体が感じた感覚や経験などを自分自身の考えや習慣などの活動に取り入れるプロセスのことです。一方「調節」は，外部の環境に向けて自分のパターンを修正していくことです。

　例えば，生後間もない子どもは排泄を自分で処理することができないので，おむつをしています。お尻が濡れて不快になると，泣きます。すると，誰かがお尻を拭いてくれて不快が取り除かれ，気持ち良くなります。それが繰り返され，お尻が気持ち悪くなって泣くときれいにしてくれるという出来事のつながりを経験します。このような認知のつながりを「シェマ」と呼び，シェマは自分の活動に組み込まれ「同化」します。同時に，泣くと誰かが不快な状態から解放してくれることが分かると，お尻が濡れて不快だから泣くという「シェマ」を変化させ，おなかが空いたり抱っこしてほしかったりする時に，不快にならないために泣くという「調節」が行われ，今度は自分から泣いて誰かに何かをしてもらうという外部への発信が行われるようになります。

　これらを同時に繰り返すことで，自分を気持ち良くさせてくれる誰かの存在が分かり，その人はいつもそうしてくれるようだと分かっていきます。乳児は「ママ」とい

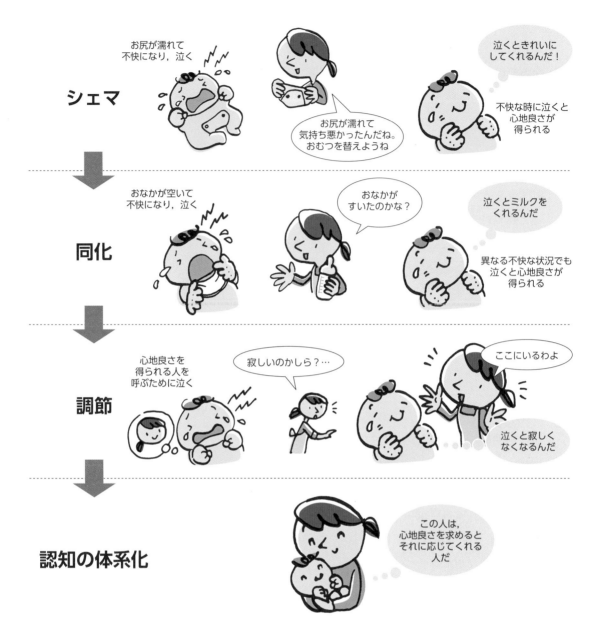

図1 ◆ 3つの学習段階「シェマ」「同化」「調節」

う言葉を知りませんが，その誰かは自分にとって重要な人（ママ）と認識していきま
す。このように同化と調節を同時に繰り返しながら，外部環境との相互作用によって
認知が体系化されていくのです（**図1**）。

◆認知発達の段階

では，認知発達はどのように進むのでしょうか。

ピアジェ博士は6段階（または時期）で示しています。これらの発達を理解するに
は身体運動機能や心理社会的な発達などと合わせて考える必要がありますので，**表**を
参照してください。

表 ◆ 身体運動・心理社会的発達と認知発達

発達段階	年齢	身体運動	心理社会的発達	認知の発達段階			
乳児期	0カ月	原子反射	人の区別はできない 接触に反応	第1段階	0～1カ月	反射（吸う，つかむなど）によって特徴づけられる行動が組み合わされ，口に含んだものを吸うというような行動が形づけられる。しかし，自己と外部の世界を区別できない。	
	2カ月	追視 頭を上げる	クーイング	第2段階	1～4カ月	偶然の発見を通して自分の身体を知っていく。見てつかむといった行動を複合させて，行動を繰り返すようになる。	
	4カ月	首がすわる	声を出して笑う	第3段階	4～8カ月	興味あるものを長引かせるために，手を伸ばすなどの方法をとるようになる。目に見えるものに向かって手を伸ばすが，見えなくなってもこの世界に存在し続ける（永続性）という理解はない。	
	6カ月	熊手形でつかむ 寝返り	喃語				
	9カ月	親指を使ってつまむ 一人で座る つかまり立ち	音を模倣 人見知り	第4段階	8～12カ月	見えないものでも存在する（永続性）ことを理解し始め，隠されたものを探すようになる。 音をまねたり行動をまねたり，記憶や表象の始まりが見られる。	
幼児期	1歳	一人で立つ	1語文「ママ」	第5段階	12～18カ月	目的を達成するための方法を考え，試してみることができる。隠された物を追うことはできるが，見えないところにあるかもしれないという推理はできない。	
	1歳半	上手に歩く	指示を理解	第6段階	18～24カ月	見えないところでの物の移動を推理することができるようになる。言葉や遊びでシンボルを使い始める（ごっこ遊び）。	
	2歳	ボールをける 上着を脱ぐ	2語文「パパ，会社」 第一次反抗期	前概念	2～4歳	象徴的表象レベルでのお絵かき，言葉，ごっこ遊びが見られる。自分がそうだからすべてのものはそうだと理解し，自分が見えるものがすべてで，他者の視点から考えることはできない（自己中心性）。	
	3歳	三輪車 Tシャツを脱ぐ	不便のない程度の会話 協同遊び				
	4歳	ケンケン 一人で服を着る 一人で歯磨き	要求に従う	直観的思考	4～7歳	物事を関連づけることができるようになるが，見えることに基づく推理である。物体には心があるように考える（アニミズム）。	
	5歳	片足立ち					
乳児期	7歳		話ことば＋書きことば	具体的操作	7～11歳	経験したことを基に推理することができる。大きさが異なるコップに入ったジュースが同じ量であることを理解できる（保存の概念）。4＋2＝6であれば，6－2＝4であると推論でき，可逆性を理解するようになる。グループを作る，系統別に分けるなどの論理性が見られる。	
	11歳以降			形式的操作	11歳～成人	帰納的にも演繹的にも論理的結論に至るまで推論ができる。抽象的な命題，性質について推論できる。	

〔出典：Piajet, J., 1964/1968, W. K. Frankenburg, M. D., 1987/2009, Holmes, J., 1993/1996,
江本リナ・川名るり．2016，鈴木忠・西平直，2014を基に筆者作成〕

大きく４つの時期に分けられ，①２歳ごろまでの感覚運動期，②２〜７歳ごろまでの前操作期，③７〜12歳ごろまでの具体的操作期，④それ以降から成人期までの形式的操作期があります。具体的操作期と形式的操作期を合わせて，操作期ともとらえられています。最初の段階は言語や思考の発達に先立つ段階として位置づけられ，その中でさらに６つに分けられます。これらの詳細と例は**表**を参照してください。

感覚運動期

　生後〜２歳ごろの時期は，五感による知覚と，運動を通して同化する働きが見られるのが特徴です。生後見られる反射による感覚運動が繰り返されることで，子どもの活動は習慣化され，新しい感覚運動をつくり出し，意図的な運動が生まれます。そして，これまで自分とは無関係と思っていた自分以外の誰かを意識し始め，その人に対して自ら働きかけるようになりますが，それは自己中心的なものです。この場合の自己中心は我がままとは違い，他者の立場に立って考えるといった表象的な考えができないため，自分を中心にしか考えられない認知段階を指しています。

前操作期

　２〜７歳ごろの時期は，自己中心性故に世界が自分と一体に思え，自分を中心に考えます。例えば，自分が大きくなったら母親は当然年をとるとは理解できず，いつか自分も母親も同じ年になると考えます。自己中心性は「アニミズム」としても現れます。世界にあるものは自分と同じように感情を持ち，意識があると信じています。天気が良いと「お日様が笑ってる」，雨が降ると「お空が泣いてる」と言ったり，ぬいぐるみと言葉を交わして会話をしたりすることができます。また，表象が発達し，ごっこ遊びに特徴的なまねやなりきる演技が可能になります。

　この時期は「同一性」と「保存」という考えが発達しはじめます。「同一性」は，姿形が変わっても同じものと理解できることです。例えば，母親が別の服を着たり髪形を変えたりと外観が変わっても，同じ母親であることを見分けられることを指します。「保存」とは，形が変わっても元の形に戻せる「可逆性」という理解です。しかし，前操作期の子どもは「保存」や「可逆性」の概念が未熟なため，幅広で浅いコップにある50ccのジュースは，細長く背の高いコップにある50ccのジュースより水面が低いので，水面が高いジュースの方が多い量だと理解します。また，水に角砂糖を入れても成分が残るとは考えられず，砂糖は消えてなくなり存在しないものになります。

具体的操作期

　７〜11歳ごろまでの時期は学校という社会生活が始まります。協力やルールを体験し，幼児期の自己中心性から少しずつ開放されていきます。「保存」の概念が発達し，水に溶けた砂糖は小さな物質になって水の中で存在することや，溶けた小さな物質の集まりが元の角砂糖である「可逆性」を理解するようになります。小学生が足し算や引き算ができるようになるのは，このような思考ができるからです。また，グループ

に分けたり時系列に並べたりと，系統立てた論理性が見られるようになります。しかし，複雑な推論をすることはできません。

形式的操作期

　12歳ごろの思春期以降，抽象的な推論，帰納的・演繹的な推論が可能になります。仮説を立てて論理的に結論づけるなど，高次レベルの思考ができるようになります。

＊　＊　＊

　これらの認知発達の進み方は子ども一人ひとり異なり，必ずしも同じように進むわけではありません。年齢だけで発達段階を区切ることができないため，月齢を過ぎたから理解が遅い，発達が遅いと判断せず，むしろ認知が育つにはプロセスがあり，段階によって認知に特徴があることに目を向けます。子どもの理解は大人と比べて幼稚で劣っているように見えるかもしれませんが，大人と比べることは無意味です。なぜなら，その時々での子どもなりの理解があり，それが彼らの独特な世界を形づくっているからです。つまり，子どもの認知発達を知ることは，子どもの世界を知る一歩となります。これを踏まえ，看護にどのように生かせるかを後ほど考えてみましょう。

3. 自己アイデンティティ（自我）の発達理論

　皆さんには自分の好みの服があることでしょう。私はカチッとしたシャツが似合わないと思っているので，そういう服をあまり持っていません。パステルカラーの服を着てみたいと憧れるのですが，着ると顔がぼやけて太って見え，似合わないのです。けれども，自分が似合うと思っている色を着ると自分らしいと思うことがあります。このように，自分はどういう人なのか，自分はどうしたいのかを考えるのは日常のことです。人は生涯にわたって自分自身を形づくると考えられています。人は生後から老いるまでのライフサイクルにおいて，心理社会的に発達し自分自身というものを形づくることを提唱したのがエリク・エリクソン（Erikson, E.）博士です。ここではエリクソン博士の自己アイデンティティの発達論を紹介します。

　20世紀初頭に生まれたエリクソン博士は，ジークムント・フロイト（Freud, S.）博士およびフロイト博士の娘であるアンナ・フロイト（Freud, A.）博士による精神分析の影響を受け，自分自身も精神分析学者となりました。アイデンティティに苦しむクライエントに出会ったこともきっかけとなり，生涯アイデンティティがどのように形成されるかに関心を寄せました。アイデンティティは「青年期の自我の最も重要な達成物」（Erikson, 1968/岩瀬，1973, P.296）と述べていますが，青年期だけに特徴的なものではなく，生後からの前段階プロセスがあると述べています。また，生まれてから年老いるまで生涯を通じて，社会との相互作用によってアイデンティティが発達する心理社会的発達を提唱しました。アイデンティティの発達について，エリ

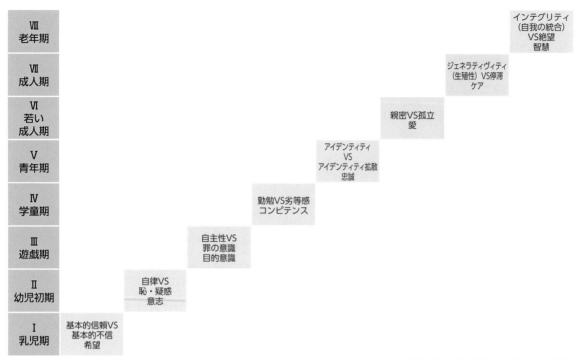

Ⅷ 老年期	インテグリティ (自我の統合) VS絶望 智慧
Ⅶ 成人期	ジェネラティヴィティ (生殖性) VS停滞 ケア
Ⅵ 若い 成人期	親密VS孤立 愛
Ⅴ 青年期	アイデンティティ VS アイデンティティ拡散 忠誠
Ⅳ 学童期	勤勉VS劣等感 コンピテンス
Ⅲ 遊戯期	自主性VS 罪の意識 目的意識
Ⅱ 幼児初期	自律VS 恥・疑惑 意志
Ⅰ 乳児期	基本的信頼VS 基本的不信 希望

図2 ◆ エリクソン博士のアイデンティティの発達

〔出典：鈴木忠・西平直，2014.より引用〕

クソン博士の数ある著書から『アイデンティティ―青年と危機―』（Erikson, 1968/岩瀬，1973）と『ライフサイクル―その完結』（Erikson, 1982/村瀬・近藤，1989）を参考に解説します。

◆アイデンティティ発達の要素

アイデンティティの発達は，促される側面と克服すべき側面の両方があり，乗り越えることで得られる強さや，乗り越えられない時に生じる困難さなどを含む一連の流れでとらえられています。

人が生まれてから老いるまで成長し続ける中で，社会との相互作用によってその時期に多く経験し得るであろう「危機」が節目にあると考えられています。その「危機」は解決すべきもの，あるいは乗り越え克服すべきものと同じ意味で使われています。エリクソン博士は，人の一生の中でどのような時期に，どのような順序で，どのような「危機」に直面しやすく，うまく乗り越えられた時に得られる「土台となる強さ」はどのようなものがあり，うまく乗り越えられなかった結果どうなるかなどを一連の流れで示しました。ここでは，「危機」と「土台となる強さ」に焦点を当て，**図2**を用いて説明します。

◆アイデンティティ発達の段階（図2）

エリクソン博士は，人が環境に遭遇して促される側面と克服すべき側面を対にした８つの段階を示し，段階ごとに危機を克服する力となる「土台となる強さ」があると考えています。人生において促される側面と克服すべき側面のどちらか一方が大事な

のではなく，克服すべき側面が大きく占めるより，促される側面が発達することで「土台となる強さ」が得られるという考えを示しました。

第1段階 (乳児期) 基本的信頼vs. 基本的不信

　生後間もない子どもが，誰かの世話を受けて空腹を満たしてもらったり，おむつを替えてもらうことで快感を得たり，温かい手で抱っこしてもらうことで安心したりすることで，特定の人に対する基本的信頼が生まれます。この時，自分は誰かに必要なものを与えてもらえる存在だと感じます。そういう体験を積むことで特定の人への基本的信頼が増し，この人は自分のことを世話してくれるという「希望」が生まれます。

　すると，泣いても何もしてくれなかったり，おなかが空いたのにミルクをくれなかったりすることに対して基本的不信を一時的に感じたとしても，抱っこしてくれるだろう，ミルクをくれるだろうという「希望」が，今後遭遇する基本的不信を乗り越える力となります。

　これが，第1段階の乳児期に特有のアイデンティティの構造です。

第2段階 (幼児初期) 自律vs. 恥・疑惑

　この時期の子どもは自由に遊び行動することが増えますが，いまだ分別がつかないため，大人から「危ない」「ダメ」といった禁止やコントロールを受け，自由な自己表現を抑制され，恥や疑惑を感じることがあります。

第3段階 (遊戯期) 自主性vs. 罪の意識

　幼児後期にある子どもは他者への働きかけが活発で，ひるむことなく興味や関心にまかせて探索したり，果敢に挑戦したりします。自発的な行動を追求すると競争したり嫉妬したりすることもあり，罪悪感を抱くことがあります。

第4段階 (学童期) 勤勉vs. 劣等感

　学校生活が始まり，読み書きや学習が生活の中心になります。さまざまな道具を使って物事を生産することに励み，周囲から褒められたいという欲求も生まれます。しかしそれが得られない場合，自分には能力がないと感じたり，仲間と比べて劣等感を感じたりすることがあります。

第5段階 (青年期) アイデンティティvs. アイデンティティ拡散

　この時期にある人には，自分自身が感じている自分と周りの人を比較し，他者から自分はどのような人に見られているのかが最も大きな関心事です。そのため，自分がその場にいられる集団を見つけ，同じ人になりたいと思いますが，自分自身を失ったり，過度に他者に同一化しようとしたりして，社会的な役割が混乱することがあります。

第6段階 (若い成人期) 親密vs. 孤立

　他者と親密な関係をつくる準備ができる時期です。しかし，親密さから距離を置いたり回避したりする時に孤独感に襲われます。

第7段階（成人期）ジェネラティヴィティ（生殖性）vs. 停滞

次世代を産み，自分を必要とされることを願い成熟する時期ですが，それが達成できない時に，停滞感を感じることがあります。

第8段階（老年期）インテグリティ（自我の統合）vs. 絶望

生きてきた中で人の世話を終え，物事を生産してきたことに勝利や失望を体験してきた人は，自我の統合の段階に入ります。このような人たちは，身体的にも経済的にも自分の生活に威厳を保つ準備ができています。しかし，その統合が難しい場合，死への恐怖や人生の短さへの焦りから，絶望を感じます。

図2のとおり，エリクソン博士はマスの中に「危機」と「土台となる強さ」を示した一方，空白のマスも設けています。1つのマスに書かれてある「危機」と「土台となる力」はそこで発生して終わるものではなく，人の成長発達に沿って遭遇する危機であり，得られる力です。ただ，人の一生の中で克服するのに適した時期があり，その時期に「危機」と「土台となる力」が示されています。しかし，その時期以前にも何らかの形で「危機」と「土台となる力」のレディネスがあり，また，その時期以降にも発達していくものであると考えられています。

例えば，基本的信頼を積む経験は年老いるまで経験していくことでしょう。乳児期に得た「希望」という力もまた，年老いるまで持ち続けることでしょう。ただ，人生の最初の時期に経験したり得たりすることが，成熟した発達を促すと考えられています。

このように，社会生活を送る中で，人はライフサイクルを通して促されるべき側面と克服すべき側面があるという考え方は，その人が今体験していることはその人にとってどのような意味があるのかを理解する手助けをしてくれます。これを看護にどう生かしたらよいか，事例を通して考えてみましょう。

4. 事例の紹介

◆プロフィール

・Aちゃん，4歳10カ月，女児，4人兄弟姉妹の末っ子。
　両親は共働きのため，保育園に通っている
・正常分娩にて出生し，既往歴はない。
・今回初めて喘息と診断された。

◆入院までの経過

4歳になって何度か強い咳が出てクリニックを受診したことがありましたが，風邪症状を伴っていたため喘息様気管支炎と言われ，去痰剤や抗生剤によって治まっていました。これまで入院したことはありません。

今回，入院2日前より咳が出始め，入院1日前から喉の痛みと咳がひどくなり，夜間ベッドで横になることができず，泣いて過ごしました。そこで，入院当日の朝，Aちゃんを連れてクリニックを受診したところ，点滴などの治療が必要となり，近隣の病院を紹介され，小児病棟に入院しました。

◆入院後の経過

入院時の血液所見ではアレルギー反応が強く，喘息発作が強く疑われました。

病棟に入院した際は，喘息特有の呼気性呼吸困難が著明で，酸素飽和度は90％。視線も合い，指示に従うことはでき，意識レベルは正常ですが，息苦しさから会話は困難でした。直ちに吸入による気管支拡張剤を使用し，経鼻カニューラによる酸素投与2L/分と，維持輸液の持続点滴を開始しました。

静脈注射薬：副腎皮質ステロイド

吸入薬：気管支拡張剤

内服薬：抗アレルギー剤，気管粘膜調整剤，気管粘膜潤滑剤，β刺激気管支拡張剤，抗菌剤

入院8日目に酸素投与が終了し，気管支拡張吸入薬にて酸素飽和度98％を維持。

家族には，酸素を必要とせず呼吸状態が保たれ，自宅での活動に支障がない段階で退院と伝えられています。

◆全体像

成長・発達

これまでの成長記録から注意を要する所見は見当たりません。入院時の身長と体重からカウプ指数が13.2と痩せ気味ですが，家庭で食事をしっかり取れており，入院6カ月前のカウプ指数（身長と体重のバランスを示す発育評価指標）評価とほぼ変わらないことから，痩せ気味ではあるものの順調に成長しています。

日常会話ができる語彙力を持ち，形は整っていないが自分の名前をひらがなで書くことができます。衣服の着脱は可能で，3歳半ごろからおむつが外れ，4歳になってからは日中も夜間もパンツで生活しています。トイレに一人で行き，便器に座り排泄することはできますが，トイレのドアを閉めるのは怖いため，いつも誰かにドアのそばにいてもらっています。トイレットペーパーを使って排泄を処理することができます。一人で身体を洗ったり洗髪したりすることはできません。

家庭でのこれらの生活から，年齢相応の粗大・微細動作が見られ，会話ができ，運動機能やコミュニケーション機能は順調に発達しています。

生活

母親はAちゃんの入院中は休暇をとり，仕事を中断しています。朝，小学生の兄と姉のお弁当を作り学校へ送り出した後で病棟に来て，夕食を作りにいったん自宅に戻り，再度夕方に病棟に来て消灯時に自宅に帰る生活をしています。

入院初日，Ａちゃんは会話をすることが困難で，ぐったりして動くことが難しい状況でした。持続点滴が始まったことから母親はＡちゃんにパンツ型おむつを履かせました。Ａちゃんは，入院時は食欲もなく夕食を取ることができませんでしたが，入院２日目より通常形態の食事を半分程度取れるようになり，入院５日目には全量摂取でき，食欲も回復してきています。

5. 事例のアセスメント：認知発達論を活用する

Ａちゃんの身の回りに起こっていることを，Ａちゃんはどのようにとらえているのでしょうか？　ピアジェ博士の認知発達を基に考えてみましょう。

４歳10カ月のＡちゃんは，前操作期の「前概念」から「直観的思考」の辺りにいます。自己中心性が強く，自分の見たことがすべてで，他者の視点に立って考えることはできませんし，自分が体験したことに基づく推理です。

Ａちゃんは初めて入院生活を体験しています。入院した翌朝，目覚めても母親がいないので，Ａちゃんは看護師が部屋に来るたびに「ママは？」「いつ来る？」と尋ねました。最初に部屋に来た新人看護師は「これから来るよ」と言い，離れて行きました。次に来た看護師に「ママは？」「いつ来る？」と尋ねると，「もうすぐ来るよ」と言い，離れて行きました。食事を持ってきた看護師に「ママ来ない」と言うと，看護師は「そうだねえ，もうすぐ来るよ」と言いました。こんなやりとりが朝から続いています。とうとうＡちゃんは「ママじゃなきゃいや！」と言い，食事に手をつけてくれません。

「これから来るよ」「もうすぐ来るよ」という看護師の言葉は確かに本当のことです。母親は今自宅にいますが，これから面会に来る予定です。けれども，Ａちゃんが知っている「これから」「もうすぐ」という言葉の意味は，数分後のことかもしれません。Ａちゃんが理解する未来は大人が想像する未来と異なっているからです。保育園に通うＡちゃんは，母親がいない時間帯を経験しています。けれども，その時間帯はよく知っている保育士や仲間と過ごしているため，安心していられます。ところが，知らない場所で知らない人や物に囲まれる中で，母親を待っているのに来ないという状況に遭遇したことは恐らくないでしょう。したがって，Ａちゃんが経験したことがないこの状況で，母親が「これから」「もうすぐ」来ることを想像できなかったと考えられます。では，どのように対応したらよいのでしょうか？

看護師も母親が何時に来るか分からないため正確なことは言えませんが，Ａちゃんが体験したことがある状況を例にすると理解できるかもしれません。例えば，「朝ごはんを食べてお母さんが来るのを待っていよう」と伝えるなど，これからＡちゃんがしようとしていることや目の前にあるものを起点にすると，食べた後に来ると具体的に想像することができるでしょう。

また，Aちゃんはいくつもの種類の内服薬を飲まなければなりませんでした。看護師が薬杯にシロップで溶かした薬を持ってきました。Aちゃんはこのように小さな薬杯で飲んだことがありません。母親が薬杯を口に近づけて飲ませようとしましたが，Aちゃんは「たくさんある」と言って口にしませんでした。母親はアップルジュースを歯磨きコップに入れて薬を混ぜました。全部飲むのよと母親が言いますが，「おなかいっぱい」と言って飲んでくれませんでした。時間が経ってから再挑戦しましたが，「イヤ」と言って飲みませんでした。

　そこで看護師は，Aちゃんが自宅から持ってきたメロディと呼んでいる犬のぬいぐるみに，Aちゃんと一緒に薬杯で飲ませるまねをしました。看護師が「飲めたかな？」と聞くと，Aちゃんは「うん，飲んだ」「おいしいって」とうれしそうに答えています。「メロディは上手に飲めたね。Aちゃんが上手に飲むのをメロディに見せてあげようか？」と誘うと，「うん」と言ってAちゃんは薬杯から薬を飲んで見せました。

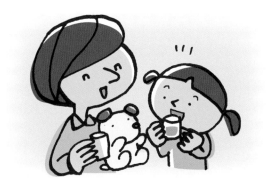

　この看護師の行動は，Aちゃんの模倣能力と，すべてのものが自分と同じ感情や言葉を持つととらえるアニミズムを利用したものでした。自分の代わりに体験しているぬいぐるみの感情はAちゃんにとって事実となり，目の前で起こった良いことはまねしてみようと思えたわけです。

6. 事例のアセスメント：
　　アイデンティティの発達理論を活用する

　Aちゃんは入院生活でどのような危機を経験するのでしょうか？

　Aちゃんは4歳で，幼児前期に当たります。エリクソンのアイデンティティの発達を基に考えると，第2段階の「自律vs. 恥・疑惑」の時期にあります。

　Aちゃんは家庭で4歳相応の生活をしていることが分かります。パンツをはいて生活をしていたということは，トイレットトレーニングの段階は終わり，排せつ行動が自立していたと考えられます。ところが，入院したとたん，パンツからおむつに変えられてしまい，これまでに確立した生活習慣行動をとることができなくなりました。

パンツからおむつへ変わることは，退行を意味します。それは，おむつからパンツに変わった子どもにとって衝撃的な出来事です。Aちゃんは自分より幼い子どもを保育園で見ていますので，おむつは赤ちゃんが履くものととらえています。おむつではなくパンツになるというのは赤ちゃんからの脱却であり，ステップアップした誇りであり，お姉ちゃんお兄ちゃんになった感覚を持ちます。ところが，パンツで生活したいという自分の意思が叶わないわけですから，促されるべき「自律」は脅かされ，「恥」という経験が与えられてしまいました。

　また，一人でトイレに行くという行動は自分の好きなタイミングで自由にトイレに行くことであり，自分の意思を反映させることができる行動です。自分の欲求に従って動く，まさに自分で自分をコントロールする自律的な行動です。しかし，治療のために持続点滴が行われ，常に輸液ルートが手に挿入されています。輸液ルートや輸液スタンドが邪魔して動きが制限されています。歩いてトイレに行きたいと思っても，輸液ルートやスタンドを自分で扱うことができないため，誰かに動かしてもらわなければなりません。自分がトイレに行きたい時にすぐトイレに行くことができないのです。これは，自分で自分をコントロールしてきた「自律」が脅かされた状況です。

　飛躍的に成長・発達をとげる小児期にとって，たった一日でも成長・発達の貴重な機会です。ところが，Aちゃんの置かれた状況を見ると，「自律」が促される状況にないことが分かります。エリクソン博士によると，「自律」が促されることで「意思」が育まれると考えられていますが，この状況ではAちゃんが意思を持って行動する経験を妨げてしまいます。

　では，このようにAちゃんの状況をアセスメントできたなら，どのように状況を整えたらよいでしょうか。

　Aちゃんの場合，幸いにも入院翌日，病室の外にあるトイレに歩いて行きたいと本人が言いました。自分の意思を表明したのです。Aちゃんのように意思を伝えることができない子どももいます。言葉で伝えられなくても，状況から子どもの自律が脅かされているとアセスメントし，自分で行動したい子どもの意思を代弁し，解決策を見つけられるようになりたいものです。

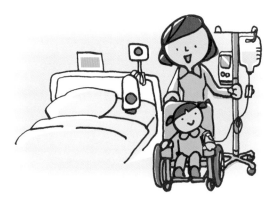

看護師はＡちゃんにナースコールを渡し，トイレに行きたい時に看護師を呼べるようにしました。また，車いすをベッドサイドに置き，体力が落ちているＡちゃんを歩かせるのではなく，車いすでトイレへ連れて行くことにしました。Ａちゃんは早速，トイレに行きたい時にナースコールを押し，「トイレ」と言うようになりました。一人でトイレまで行けませんが，トイレに行くタイミングと自分の意思を反映させることに成功しました。看護師はＡちゃんを車いすに移乗し，看護師が車いすと点滴スタンドを押してトイレまで行くことができました。この成功体験から，入院3日目からおむつではなくパンツに履きかえることになりました。Ａちゃんにとって屈辱的で恥であったおむつから解放されることができたのです。

7. おわりに

　本項では，人の認知発達とアイデンティティの発達について述べてきました。これらの理論は，子どもが何を体験しているのか，子どもはどのような理解の仕方をするのかを知る手がかりになり，大人とは異なる子どもの世界を教えてくれます。私たち大人は必ずこのような発達を遂げて今に至っていますが，子どもの世界を忘れてしまったかのように大人の理解を押し付けてしまってはいないでしょうか。臨床現場で子どもに出会う時，その子どもの年齢相応の思考プロセスから子どもの世界を知ることを思い出してください。

　これら認知発達とアイデンティティの発達は，小児期で完結するものではありません。成人期，老年期にある人々を理解することにも応用できます。これらの理論が看護の対象である患者・家族の理解に活用し，看護の質の向上に役立つことを期待しています。

文献
Erikson, E.（1968）／岩瀬庸理.（訳）.（1973）. アイデンティティ―青年と危機―. 東京：金沢文庫.
Erikson, E.（1982）／村瀬孝雄・近藤邦夫.（訳）.（1989）. ライフサイクル，その完結. 東京：みすず書房.
Holmes, J.（1993）／黒田実朗・黒田聖一.（訳）.（1996）. ボウルビィとアタッチメント理論. 東京：岩崎学術出版社.
Paulaski, M.（1980）／日名子太郎監修・和久明生.（訳）.（1986）. ピアジェ理論の理解のために. 東京：同文書院.
Piajet, J.（1964）／滝沢武久.（訳）.（1968）. ジャン・ピアジェ思考の心理学―発達心理学の6研究. 東京：みすず書房.
鈴木忠・西平直.（2014）. 生涯発達とライフサイクル. 東京：東京大学出版会.
筒井真優美.（監修）. 江本リナ・川名るり.（編）.（2016）. 小児看護学（第8版）. 名古屋：日総研出版.
W. K. Frankenburg, M. D.（1978）／日本小児保健協会.（編）.（2009）. DENVERⅡ―デンバー発達判定法―. DENVERⅡ記録票. 東京：日本小児医事出版社.

4. 母性看護学

◆生殖補助医療後妊娠の事例

上澤悦子

1. はじめに

　本項は，生殖補助医療（凍結融解胚移植6回）後にようやく妊娠できた40歳の高齢初産婦Bさんの事例に対して，2つの中範囲理論であるマステリー理論と愛着理論を活用しました。具体的には，染色体異常の可能性のある子どもを受容するまでの意思決定支援と愛着形成支援までを理論的に理解できるよう試みています。

　まずはマステリー理論の構造と獲得までをAさんの事例を基に説明し，さらに愛着理論は，理論と愛着パターンの個別性と世代間連鎖について説明します。その上で，Bさんの事例に対して活用していきます。

2. マステリー（Mastery）理論

　マステリーは「人がストレスや困難な体験を乗り越えることで獲得する力」と定義されます。私たちは，どのような過程で成長したと実感するのでしょうか。人生は楽な体験だけはありません。また，それでは成長できません。乗り越えなければならない困難に直面した場合，最初は乗り越えられないと思っても，他者の力を少し借りつつ自分自身で挑戦して少しずつ乗り越えていき，目標を達成できた時，私にはこんな力があるのだ，力が付いたと実感します。この力こそがマステリーであり，このように困難を乗り越える過程で生まれる成長が人間にはとても重要です。

　藤田（2010）は，マステリーは危機理論，ストレス―コーピング理論，適応理論などと関係しながら発展し，現在までに子ども，妊娠・親になること，慢性疾患，がん，関節リウマチ，糖尿病，心疾患，メンタルヘルスに問題がある人，看護学生や看護職を対象に幅広い領域での研究がされ，適応やQOL，心理的社会的安寧や抑うつなどの関連で述べられていることが多いと報告しています（p.394）。

◆マステリーの構成要素

　ジャネット・B．ヤンガー（Younger, J, B., 1991）博士は，マステリーとは病気をはじめとする困難な，もしくはストレスに満ちた状況に対する人間の反応であると定義づけました。この反応は根本的には人間存在の課題（生きることは苦しむことで

表1 ◆ がん体験者のマステリー獲得の4要素

確かさ	・病気体験が自分にとって本当に大切なことを確信できている ・私はできるだけの努力，最善のこと，選択をしている ・この経験で学んだ自分の考え方に自信が持てている	受け入れ	・自分で変えられないことは，現実のこととして受け入れている ・この経験の意味を見いだしている ・挫折に苦しみつつ前を向いている ・自分のとって良いことと悪いことのバランス（兼ね合い）をうまく取っている ・自分の役割を受け入れている
変更	・自分にできることは変更し，自分で何とかするように試みている ・自分の病気にかかわる問題を解決しようとしている ・さまざまな自分に役立つ情報を用いている ・将来の目標設定をしている	広がり	・この経験を通して前向きに成長している ・人間的な成長をしている ・物事を自分で決める能力が付いたと認識している ・自分の人生により多くの意味を見いだしている

あり，苦しみの中に意味を見いだすことであり，人生の目的は苦しむことにも死ぬことにも意味を見いだすこと）であるとも述べています（p.76）。さらに，病気をはじめストレスの多い健康状態を経験した人が，意気消沈し弱くなるだけでなく，その体験で鍛えられ，より健康になり，大きな力と弾力性を身に着け，それまで以上に強い存在になっていく過程を，確かさ（certainty），変更（change），受け入れ（acceptance），広がり（growth）の4つの構成要素を用いて説明しています（pp.86-87）。それは，自身の能力を開発したり，環境を変えたりしながら，あるいは自身の考え方を変革し，生きていくことの意味や新しい目的を見いだして，経験の苦悩を超越することを意味しています。

表1に，マステリーの4要素の視点を藤田（2001）や京盛・波﨑・上澤（2018）によるがん体験者の長期的な適応に関する研究から説明します。

◆マステリー獲得・発揮の構造

マステリーの獲得・発揮の構造を具体的な事例から考えてみましょう。

Aさん（女性，22歳）は，18歳の高校3年生の時，いつまでも消えないあざと倦怠感が持続し受診した結果，急性骨髄性白血病と診断されました。女子バスケットボール部のエースだったAさんは，その診断名や入院治療を受け入れられませんでした。しかし，ボールが身体に当たらないよう部員が配慮していたことを知り，まずは治療を開始しようと決心しました。

がん主治医は，化学療法が卵巣機能を著しく低下させることを懸念し，治療前に将来，子どもを産める可能性を残せるよう卵子凍結保存の妊孕性温存についてAさんと両親に紹介しました。両親は，将来のことよりもまずは命が助かることが優先と主張しましたが，Aさんは付き合っている恋人と子どもを育てたいという気持ちが強くあ

変更と受け入れにはある程度の量の確かさが必須であり，広がりを得るには変更と受け入れがある程度進んでいることが必要である。確かさが増大して，初めて他の要素に変化が生じ，適応のプロセスが進む。

〈受け入れ〉意味がある

治療は「苦しい。死んでしまう」というほどつらい体験であったが，治療を継続でき，病気を克服した

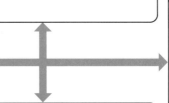

〈広がり〉
自分らしい人生

- 人のためになる仕事「看護師」になりたい
- できれば20代のうちにずっと支えてくれた恋人と結婚し，子どもを産んで，普通の幸せな家庭を持ちたい

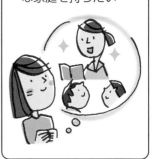

〈確かさ〉病気でも大丈夫

- 両親，姉，友人，恋人が常にそばに寄り添ってくれた
- 医療者からも手厚いケアを受け，安心できた
- 将来，子どもを産める可能性が残されている

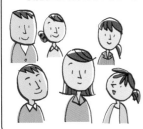

〈変更〉目標設定

支えてくれた人のために生きたい，早く元気になり，5個の凍結卵子を自分の体に戻したい

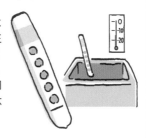

図1 ◆ 本事例でのマステリー獲得の構造

りました。看護師である姉と共に両親を説得し，直ちに調整卵巣刺激法*により5個の卵子を得，卵子凍結が行われました。

その後の10クールの化学療法，寛解導入療法，地固め療法は，「本当に苦しい。死んでしまう」というほどつらい体験でした。しかし，その間，両親，姉，友人，恋人が常にそばに寄り添ってくれ，また病院の医師，看護師からは状況説明や少しでも安楽に治療を継続できるための親身な身体的・精神的ケアを受けることができたことで，「何とか頑張って生きたい」という気持ちと，元気になったら凍結卵子を自分の身体に戻してあげたいという気持ちが芽生え，それらが治療の支えになっていたことに気がつきました。

その結果，人のためになる仕事をしたいと大学受験し，将来は姉のような看護師になりたい，また，ずっと支えてくれた恋人と20代のうちに結婚し，子どもを産んで，普通の幸せな家庭を持ちたいと考えるようになったと語ってくれました（**図1**）。

---

*調整卵巣刺激法：効果的な採卵を行うためには複数（5個以上）の卵胞発育が必要ですが，排卵を抑制することも同時に大切で，この調整を点鼻薬や皮下注射で行う治療法を言います。高齢（38歳以上）になるほど刺激への反応が少なく，採卵数が少なくなります。

◆看護実践への活用

　表1の視点で対象者のマステリー獲得状態をアセスメントし，4つの要素のどの部分が獲得できず不足しているかを理解し，支援する必要があります。

確かさの獲得：病気の体験を自由に語り，自分の存在・価値の確かさに気づくよう支援する。

受け入れの獲得：病気のつらさからの感情を表出し，そこからの変化を自覚することで，病気体験が意味ある出来事としてとらえられるよう支援する。

変更の獲得：確かさを基盤にして，自分にできることを目標に設定できるよう支援する。

広がりの獲得：病気体験を通じて新しい能力を獲得し，人生の目的を見いだし，人としての広がりを見いだしていくことを支援する。

　これらマステリーの4要素を獲得していくためには，看護支援が必要です。病気体験における自己の再統合や病気と共に生きるための適応を支える上で，マステリー理論は看護に活用できる有効な理論と言えます。

3. 愛着（アタッチメント，attachment）理論

　愛着とは，一般的に強い情緒的結び付きを特定の相手に対して起こす傾向を表し，乳幼児期に限らず，人間の一生にわたって複数の対象（人間とは限らない）に向けられるものと理解されています。私たちはお化け屋敷に入ると不安や恐れの感情が強くなり，安心できる人（親やカップル，友人など）にしっかりくっ付いて（attach），または互いにくっ付き合うことで安心感や安全の感覚を維持しようとします。これが愛着（アタッチメント）です（**図2**）。

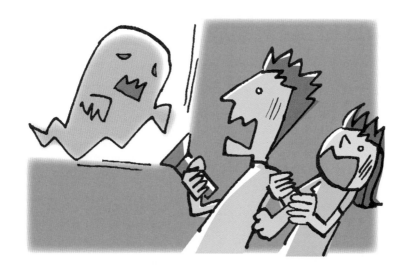

図2 ◆ 愛着（アタッチメント）

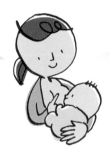

母親から子どもへ	子どもから母親へ
①接触	①目と目を合わせる
②目と目を合わせる	②啼泣
③高い調子の声	③オキシトシン
④エントレインメント（同調）	④プラクチン
⑤time giver	⑤におい
⑥TおよびBリンパ球大食細胞	⑥エントレインメント
⑦細菌叢	（同調）
⑧におい	

これらの相互作用における愛着理論を生かして，出生直後の早期接触と授乳や母児同室，NICUにおける母子・父子関係促進のための家族室の導入やパパカンガルーケア，タッチケアなどの看護介入が実践されている。

〔出典：Klaus, M. H. & Kenell, J. H. 1976/1979, p.97, を参考に筆者作成〕

図3 ◆ 生後数日間に同時的に起こる母子の相互作用

　特に，ジョン・ボウルビィ博士（Bowlby, J., 1969/1991）は，出生直後から特定の1人の養育者（母親）と子のかかわり（抱く，見つめる，授乳すること）から愛情を伴った絆を深めていく，この最初の情緒的絆を愛着と呼び，人生の極早期の愛着パターンがその子のパーソナリティとなる愛着理論を発表しました。愛着が人生のごく初期に形成され内在化されることで，他者への信頼と自己信頼など対人関係での葛藤を調整する能力の生涯にわたる基礎となり，乳幼児期の母性的養育（母親とは限らない真の養育者）の剥奪は，子どもの生涯にわたる発達に影響を与え，愛着の中心概念は両親による「心の安全基地」の提供となります。それがあるから子どもは安心して外の世界に出ていくことができ，探索行動ができると述べています（p.91）。

　さらに，1970年代に入ると，親から子どもへの愛着に関する研究が行われ，マーシャル・H．クラウス博士とジョン・H．ケネル博士（Klaus, M. H. & Kennell, J. H., 1982/1985）は，母と子の愛着成立過程の7つの原則（p.28）と生後数日間に同時的に起こる母子の相互作用（**図3**）を提示しました（p.97）。

◆母と子の愛着成立過程の7つの原則（引用，一部改編）

①生後数分から数時間の間に感受期が存在し，この時期に親は生まれたばかりの子どもと親密に接触する必要がある。

②母親・父親は，最初に自分の子どもを手渡されると，子どもに対して特有な反応を表出する。

③愛着成立過程は，母親・父親が一時に1人の子どもにだけ，最も理想的な形で愛着を抱くように形作られている。

④母親が自分の子どもに対して愛着を持つ過程には，子ども側から体や眼の運動といった何らかに合図によって母親が反応することが必要である。

⑤分娩に立ち会った人は，生まれた子どもに強い愛着を感じるようになる。

⑥大人でも人によっては，愛着と分離の過程を同時に経験することは困難である。

⑦初期に起こる出来事は，特には長期にわたり影響を与える。

◆個々の母子の愛着支援のためのアセスメント過程

①妊娠の受容と胎児への愛着行動，出産準備をした上での出産，児の受容があるか。

②児への愛着行動があるか。

　　診断指標は，「児を見つめている」「語りかけている」「触れている」「あやしている」「児の表情や行動に反応している」「周囲の人に児の様子を伝えている」など。

③母親の感受性（sensitivity）はどうか。

　　診断指標は，「児のサインへの気づき」「意味の理解」「適切な応答性の程度」「児への肯定的感情と否定的感情のバランスを取れる程度」「子どもを自分とは別の自立した存在として尊重できる程度」「乳児のシグナルに常に心を向ける準備ができているか」など。

④育児の知識，技術，習得度および育児に対する不安や意欲はどうか。

◆愛着パターンの個別性

　ボウルビィ博士の愛着理論に基づいて，メアリー・D．エインスワース博士（Ainsworth, M. D. S., 1978）らは3つの愛着パターンの個人差を見いだしました。そして，その後の研究で「無秩序・無方向型」を加え，4つのパターンに分類しました（**表2**）。

◆愛着の世代間連鎖

　子ども時代に主に母親との相互作用経験を通じて構築された愛着パターンは，成人期に人生での大きな出来事や特別な内的体験がない限り，比較的変化しにくく，成人期の友人や恋人などとの対人関係に影響すると言われています。

　例えば，常に誰かからの愛情を求め簡単に性的関係をつくる女子高校生や，出産して母親や父親になったが，子どもを抱いても不安感や恐怖感が強くなり，どう子どもと接したらよいか分からない親の事例などがあります。これらは，乳幼児期に親から虐待を受けた子どもの発達的問題として，情動のコントロールができにくい，他者の感情や視点を理解する能力の低下，対人関係の識別ができず無差別的な愛着などの問題が見られます。

　このような，子ども時代に形成された愛着行動は，次世代間（自分の子どもとの間）にも影響します。親子間の虐待−被虐待の関係性が現在の養育態度に影響し，次世代にも伝達されることを世代間連鎖と言い，一世代だけにとどまらない深刻な課題です。

　これらのことから，まずは母子関係を観察し，愛着行動が取れていない場合は，親のアセスメント（被虐待体験，精神疾患，薬物依存の有無や対人関係能力）と子どものアセスメント（疾患，発達障害の有無）を行ったり，相互作用での反応を評価したりして，看護介入することが必要です。

表2 ◆ 愛着の4つのパターン

安定型		
	養育者の態度	子どもの欲求や状態の変化に敏感であり，無理な働きかけをせず，子どもとの相互作用は円滑である
	子どもの行動	「私は愛されるに値する価値ある固有の存在である」「私が困った時には助けてくれる」という内的モデルを形成し，親の愛情に対する確信と他者からも愛される確信があり，愛着行動は安定し，一時的な分離があっても，再会時には容易に立ち直ることができる
回避型		
	養育者の態度	子どもからの働きかけに拒否的，子どもに笑顔や身体接触は少ない。子どもの行動を強く統制しようとする
	子どもの行動	「私は拒絶される存在である」「自分が近付けば他者は離れる」という内的モデルを形成し，助けを求めても応じられることはなく，無力で愛されるに値しない悪い子なので，敵意を向けられても，暴力を振るわれても仕方がないと考える。身体的接触を求めず，子どもから離れていき，警戒心が強く，遊びにも熱中しない
アンビバレント型		
	養育者の態度	子どもの欲求に対する敏感さが低く，子どもの行動や感情を適切に調整できない。養育者の気分や都合で関係性を持つ
	子どもの行動	「僕はいつ見捨てられるか分からない」「ほかの誰からも望まれない存在である」という内的モデルを形成し，養育者の関心を絶えず自分に引き付けておこうとするが，一方で激しくたたこうともする。分離時には非常に強い不安や混乱を示す。行動は不安定であり，安全基地を持たないため，安心した探索行動ができない
無秩序・無方向型		
	養育者の態度	精神的に極度に不安定であったり，子どもをおびえさせる行動，不適切な養育（虐待など）が見られたりする
	子どもの行動	養育者を求めたり，回避したりする行動が同時に見られ，不自然なぎこちない動きや場違いの行動が見られる

〔出典：Ainsworth, M. D. S. et al, 1987より引用，改変〕

4. 理論を活用して事例を展開しよう

患者：Bさん，40歳，女性

診断名：3経妊0産婦，高齢初産婦，生殖補助医療（ART）＊1（凍結融解胚移植
6回）後の妊娠で現在，妊娠18週0日。妊娠11週に受けた出生前診断により
21トリソミー（ダウン症候群）＊2の可能性が高いという説明を受けていた（確
定診断である羊水検査は未検査）。

治療プロセス：36歳で結婚。37歳から不妊治療を開始し，人工授精（10回）や
ARTでの調整卵巣刺激法を繰り返し，ようやく2回の採卵で6個の卵子を凍結
保存し，融解胚を移植した。その間，3回妊娠したが，いずれも8週以前に流
産してしまった。最後の胚を使用した6回目の移植で，ようやく妊娠18週ま
で到達することができていた。しかし，高齢妊娠であることを理由に受けた母
体血を用いた出生前遺伝学的検査（NIPT）＊3で21トリソミーの可能性が高い
と診断された。確定検査である羊水検査は，胎盤が子宮前面に位置しているこ
ともあり受けておらず，Bさんは胎児の染色体異常を理由に人工妊娠中絶を受
けるか，出産するかの意思決定支援を受けるために助産師外来を訪ねた。

重要他者：夫

職業：小学校教師

◆C助産師は，マステリー理論の
「確かさ」「受け入れ」「変更」「広がり」の視点で，
Bさんへの意思決定支援を実施した（図4）

〈ステップ1〉Bさんのストレス状態を把握する

　Bさんは，次のようにC助産師に伝えました。「つらかった不妊治療を頑張って，
ようやく妊娠できたことを私も夫も家族も大喜びして，職場の同僚さえも本当に喜ん
でくれました。それなのに，赤ちゃんはダウン症候群の可能性が高いことを説明され，
一時はパニック状態でした。夫や家族も『今なら中絶できる。40歳過ぎて普通でな

＊1　生殖補助医療（assisted reproductive technology：ART）：妊娠成立を目的に行うヒトの卵子と精
　　　子の両方または胚（受精卵）の体外操作のすべての治療や手技を言います。最近の主な治療は，体外
　　　受精，新鮮胚移植，配偶子（未授精卵および精子）および胚の凍結保存と融解胚移植（凍結胚を融解
　　　して移植する方法）で，移植の80％を占め，多胎や卵巣過剰刺激症候群のART副作用予防に役立っ
　　　ています。

＊2　21トリソミー（ダウン症候群）児の特徴：21番染色体が3本となります。一般的な出生頻度は1,000
　　　人に1人であり，母親の年齢が高くなるほど，卵子の中の染色体不分離による発症の頻度が高くなり
　　　ます。先天性心疾患や消化管奇形の合併も多く，特に新生児時期は筋緊張の低下から哺乳力が弱く，
　　　体重増加不良となることが多いため，育児には支援が必要です。

＊3　母体血を用いた出生前遺伝学的検査（non-invasive prenatal testing：NIPT）：妊婦の血中に含まれ
　　　ている胎児のDNAを最新の医療技術を用いて検出し，胎児が13番・18番・21番染色体数異常を持っ
　　　ている可能性が高いかどうかを調べる方法です。

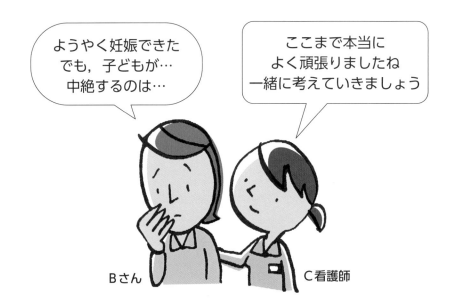

図4 ◆ Bさんへの意思決定支援

い子どもを育てることは大変だから』と中絶を勧めます。私もそれが正解と分かっているのですが，今回，初めてこの週まで育ってくれたこの子を殺してしまって本当によいのか。この子をあきらめたら，今後，私には子どもは絶対に来ないだろうと思います。中絶できる期限（21週6日）までにあと少ししか余裕がないので，どうしたらよいか毎日考えていました」。

〈ステップ2〉Bさんが困難やストレスに満ちた出来事の経験を通して獲得した力を把握する

C助産師は産科だけでなく不妊治療外来も時折担当していたため，Bさんが不妊治療中に流産を繰り返しながらも，治療をあきらめず，仕事との両立も頑張っていた姿を知っていました。また，染色体検査後，すぐに人工中絶を選択していないことから，出産したいという意思が強くなってきたのではないかと考えました。

そこで，C助産師は，Bさんが自分で納得した意思決定ができるためには，医療者と共に不妊期の経験を通して獲得した力（マステリー）を想起できればよいのではないかと判断しました。

〈ステップ3〉マステリー要素に沿ってBさん自身が現在の気持ちを表現できるよう，次のようにかかわる

①今，「確かなこと」は？

Bさん「不妊治療の体験は本当に長いトンネル状態で苦しかった。それを経験したからこその妊娠であり，私たちの赤ちゃんがおなかの中で育っている。でも，子どもの異常を知り，このまま妊娠を継続するか迷っている。不妊治療中も迷った時は，多くの人に相談して助けてもらった」。

②何が変わったか？　変更できたことは？

　Bさん「最初は，子どもの異常が分かったら中絶しようと思ってNIPT検査を受けた。そして，検査結果を聞いた時は，確かにショックだった。でも今は，私の体の中で育っている赤ちゃんが愛おしいと感じてきている。NIPT検査の結果ですべて決めたいと考えていた時とは少し違ってきている」。

③受け入れたことは？

　Bさん「3回流産した時，どんな子でもよいので育っていてほしいと望んでいたはずで，子どもが初めて元気に育っているのに，それをなぜ今悩むのか。ただ一つの診断だけで，子どもの生死を決めてよいはずがない。子どもの力を信じてもよいかもと思えている。この子が私たちを親として選んだのであれば，この子の異常も受け入れたい。意味があるのだと思う」。

④広がったことは？

　Bさん「ここまで育っているということは，きっとこの子は生まれたいと強い意志を持っていると思う。染色体の数だけでこの子の能力は判断できない。今まで続けてきた小学生教育の中でも，どのような子どもも自分の力と周囲の力で成長していくことを実感してきた。この子も，きっとこの子なりに成長すると思う。人工妊娠中絶はしない。夫も私の意思を尊重して賛成してくれると思う。親になることは簡単なことではない」。

◆このようにして，Bさんは自分で21トリソミーの可能性が高い子どもの親になることを意思決定できた
◆次に，C助産師は，愛着理論を生かした児への愛着形成支援のためのケアを計画し実施した

〈ステップ4〉胎児への愛着形成を妊娠期に継続的に支援する（妊娠18週～出産）

①妊娠継続の受容と胎児への愛着形成促進支援

　Bさんの場合，「今は，私の体の中で育っている赤ちゃんが愛おしいと感じてきている」と話していることから，妊娠継続の受容と胎児への愛着が始まっていると判断できました。

　次の愛着形成の最適な機会は，胎動初覚時の妊娠20週ごろです。胎動は胎児からの「元気メッセージ」であることを伝え，胎動のたびに胎児に語りかけることを促しました。妊婦健診のたびに，超音波画像での児頭大横径，腹囲，大腿骨長の測定により児の推定体重や性別，胎児独自の動き（呼吸様運動，手足を動かす，羊水を飲み込む，排尿する）から胎児の成長，胎児心拍数により健康状態を確認できたこと，医師や助産師からも元気に成長していることを保証することで，母親としての自信も得ることができていました。さらに，母親の声やアニメの主題歌に反応し胎動が活発になる現象を母親自身が発見し，「Dちゃん（子どもの名前），すごいね。ママの声が分か

るなんて」と優しくおなかをマッサージしながら語りかけていることから，愛着形成が促進されていると判断できました。

　超音波画像の児の顔や手足の動きを写真やビデオに記録し，健診後も夫と共に具体的な児の姿を共有することができ，夫婦ともに親になる喜びを感じることができていました。

②親役割取得支援としての出産前の出産準備教育

　Ｂさんと夫が少しでも不安なく育児ができ，親役割取得過程が順調に進むよう，出産準備教育として，筋緊張が不足しているダウン症児の育児に必要な基本的育児技術指導（抱き方，授乳方法，おむつ交換，沐浴方法）と，嘔吐，低血糖，脱水，低体温，チアノーゼなど異常時の症状と早期対処方法に関する情報提供を個別に実施しました。

　Ｂさんと夫はダウン症児の親の会にも参加し，「子どもの特徴や育児上の注意点も理解し，ダウン症児の長所を伸ばす育児をしたい。現在のところ心奇形などの大きな合併症はないものの，妊娠期に見つかり，さまざまな準備をして出産できることはよかった」と語り，親役割取得過程も順調であると判断できました。

〈ステップ5〉出産直後の児への愛着形成を促す

出産過程：Ｂさんは39週０日に自然陣発し，夫の立ち会いのもと，約20時間の分娩経過でしたが，2,600ｇの元気な女児を正常分娩しました。特異的顔貌と短指といった外見的所見からもダウン症児であることは診断できました。

●出産時に必要な愛着形成支援

　障がいがある子を育てるには親の愛情が必要であり，出産直後からの愛着形成を促すために「母と子の愛着成立過程の７つの原則を利用したいかかわり」を実施しました。

　生後直ちにＢさんの胸の上に児を置くskin to skinを行い，母親の皮膚温で児を保温しつつ，夫に臍帯切断を依頼しました。夫は「分娩経過をずっと見守り，妻も子どもも人生をかけて見守るべき存在である自覚が強まった。子どもの臍帯を切断したことで，父親としての責任感を強く感じた」と語りました。

　Ｂさんは児をずっと抱きながら，「かわいい。想像していた顔よりずっとかわいいです」と児の手や目の動きなどの合図に反応して語りかけ，**図3**（p.130参照）のような母子相互作用が認められました。また，「産んで本当によかった。この子を抱いて，ようやく親になった実感を持てました。これからが大変なのですね」と語りました。

　生後数分から数時間の間の感受期を最大限利用し，親と生まれたばかりの子どもが親密な接触ができたことは，愛着形成支援となりました。

〈ステップ6〉産褥期の児への愛着行動を支援する

産褥期・新生児期過程：基本的に母子同室を出産直後から実施しましたが，40歳初産婦という高齢産婦であること，分娩経過時間が20時間と平均よりも長く，疲労回復が必要なこと，会陰切開部痛などの疼痛が継続していたこと，さらに児は生下

時体重2,600ｇであり，吸着力が弱く，哺乳時間がかかることから，産後３日間は母体の身体回復に焦点を当てた看護実践を行いました。あえて母乳育児にこだわらず，安全な授乳ができること，児の体重増加を目指すこととしました。

その結果，Ｂさんの退行性変化は順調に進み，健康状況は良好でした。

①愛着行動と母親の感受性（sensitivity）への支援

Ｂさんは看護師が授乳する時も必ず「児を見つめている」「語りかけている」「触れている」「あやしている」「児の表情や行動に反応している」「周囲の人に児の様子を伝えている」などの愛着診断指標を満たす愛着行動が取れていました。

②母親の感受性（sensitivity）の促進

Ｂさんは，「昨日よりも泣き方が変わってきた」「おなかが空いた時は，指を口に入れる動作をしてから泣き出すことが多い」「眠っている時もいろいろな表情をしている。起きる時の感じが何となく分かってきた」など，「児のサインへの気づき」児のサインの「意味の理解」という母親としての感受性を高めていきました。

さらに，授乳前に「ミルクの時間ですよ。おなか空いていますか？」など児の表情や反応を確認して授乳するなどの「適切な応答性」と，「児を自分とは別の自律した存在として尊重すること」「児のサインに常に心を向ける準備」ができ，高齢であるからこその落ち着いた思慮深い育児姿勢が認められました。

5. おわりに

Ｂさんは40歳の高齢初産婦であり，妊娠期に実施した出生前診断により児が21トリソミーの可能性が高いことを知り，数週間迷った末，出産することを意思決定しました。その意思決定には，３年間に及ぶ生殖医療での流産というつらい体験から，胎内で育っている命はかけがえのないものであるに違いないという意義を持つことができ，マステリー理論での確かさとしての胎児の成長，どんな子でも受け入れようという受け入れ，この子なりの成長を親として見守りたいという広がりを自覚できたことが大きな要素になったと考えます（**図５**）。

困難な経験がＢさんのマステリー獲得に役立っていましたが，それはＢさんの折々の感情に共感し，マステリー理論のステップを活用して意思決定を支援した看護者の実践能力も重要な役割を果たしました。

さらに，障がいのある児への愛着形成と親役割取得には，妊娠期からの意図的な継続的支援が必須です。これらの支援を計画的かつ個別的に実践することで，安定型の親子の愛着パターンを形成することができました。愛着形成への支援は次世代養育の基本であり，安定型の親子の愛着パターンを身に着けることは，最も重要な支援となります。

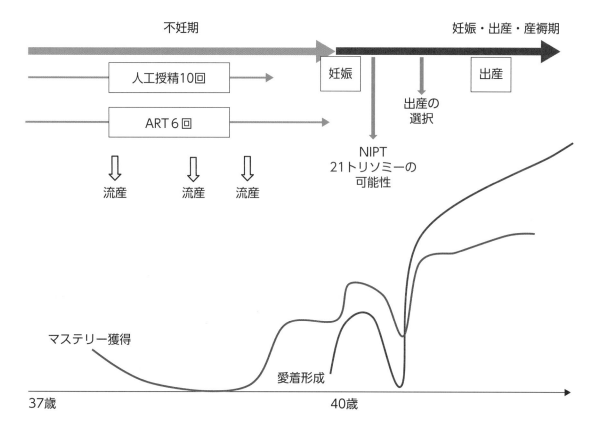

図5 ◆ Bさんのマステリー獲得と愛着形成の軌跡

文献

Ainsworth M. D. S., Biehar M. c., et al：Patterns of attachment：a psychological study of the strange situation, Hillagale, NJ, Erlbaum, 1978.

有森直子.（編）.（2015）. プリンシプルを修得し女性・家族に寄り添い健康を支える母性看護学Ⅰ 概論. 28-29, 東京：医歯薬出版.

Bowlby, J.（1969）／黒田実郎・大羽蓁・岡田洋子・黒田聖一.（訳）.（1991）. 母子関係の理論 Ⅰ愛着行動. 東京：岩崎学術出版社.

Bowlby, J.（1973）／黒田実郎・岡田洋子・吉田恒子.（訳）.（1991）. 母子関係の理論 Ⅱ分離不安. 91-108, 東京：岩崎学術出版社.

藤田佐和, 池田久乃.（2012）. マステリーの理論を使ってがん患者の病気の受け入れ過程をアセスメント. 看護きろくと看護過程, 21（6）, 108-112.

藤田佐和.（2001）. 外来通院しているがん体験者のストレスと折り合いをつける力. 高知女子大学看護学会誌, 26（2）, 1-12.

Klaus, M. H. & Kenell, J. H.（1976）／竹内徹・柏木哲夫・横尾京子.（訳）.（1979）. 親と子のきずな. 97. 東京：医学書院.

Klaus, M. H., & Kennell, J. H.（1982）／竹内徹・柏木哲夫.（訳）.（1985）. 母と子のきずな—母子関係の原点を探る. 97. 東京：医学書院.

黒田裕子.（監修）.（2015）. 看護診断のためのよくわかる中範囲理論（第2版）. 399-402, 東京：学研メディカル秀潤社.

京盛愛枝, 波﨑由美子, 上澤悦子.（2018）. AYA世代にある小児がん経験者のがん治療体験による恋愛や結婚, 親になることへの過程—マステリー理論による半構造化面接を実施して. 日本生殖看護学会誌, 15（1）, 27-35.

藤田佐和. マステリー. 藤栄子.（編著）.（2010）. 事例を通してやさしく学ぶ中範囲理論入門（第2版）, 394-407, 名古屋：日総研出版.

Younger, J. B.（1991）. A theory of mastery. Advances in Nursing Science, 14（1）, 76-89.

Younger, J. B.（1993）. Development and testing of the mastery of stress instrument. Nursing Research, 42（2）, 68-73.

5. 精神看護学

◆統合失調症の事例

出口禎子

1. はじめに

　本項では，対人関係とセルフケアの理論を学習します。まず，2大精神疾患の一つである統合失調症の患者と看護師との相互作用のプロセスを，ヒルデガード・E．ペプロウ（Peplau, H. E.）博士の対人関係論を通して理解します。次に，セルフケア不足理論を学習し，精神科看護に適用されている「オレム―アンダーウッド理論」を用いて，統合失調症を持ちながら生きてきたAさんのケースを見ていきます。

2. 対人関係の理論

　精神疾患の患者さんの中には，人とかかわることに苦手意識を持っている人がたくさんいます。精神科看護の母と言われるペプロウ博士（Peplau, 1989/1996）は，精神科の患者さんにとってコミュニケーションと関係性の障害が2つの主要な問題であると述べています（p.9）。臨床場面における精神疾患の患者さんと看護師のかかわりの過程をペプロウ博士は治療的なプロセスととらえ，方向付けの局面（orientation），同一化の局面（identification），開拓利用の局面（exploitation），問題解決の局面（resolution）の4段階に分けて説明しました（図1）。この4つの局面をたどりながら，患者さんと看護師はともに協力し合い，学び合う関係を築き，その関係性を発展させていきます。

◆方向づけの局面

　患者さんが「切実なニード」を持っていることがこの局面の特徴の一つです。専門的支援を求める患者さんと看護師は，互いに「未知の人」として出会うことになります。この「未知の人」同士が互いに相手を観察し，理解し合うこの時期を方向づけの局面と呼びます。ペプロウ博士は，患者さんが切実なニードを持っていることと看護師の専門的支援を求めることは，方向づけの局面における重要な一面であると述べています。

◆同一化の局面

　この局面では，患者さんは自分の「切実なニード」に応えてくれる人を探し，その人と同一化（関係づけ）をします。自分から看護師に接していく人もいれば，看護師

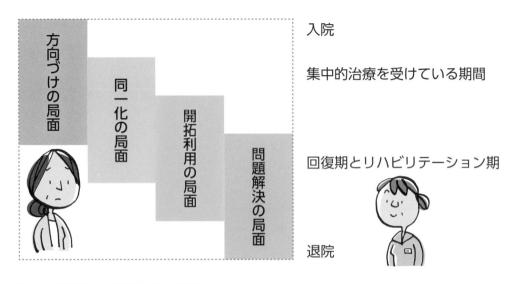

図1 ◆ 治療的な人間関係の4段階

が声をかけてくれるのを待っている人もいます。この同一化の時期に良い看護を受けることができるかどうかは，後の人間関係に大きな影響を与えます。患者さんは，看護師から自分が求める看護を提供された時，その看護師とのつながりを確信することができます。一方で，患者さんが過去につらい体験を持っており，他者には期待しない，あるいは他者からの働きかけを拒むという場合もあります。しかし，看護師はどのような状況でも，患者さんのニードを把握し，辛抱強く働きかける必要があります。

◆開拓利用の局面

患者さんは自分が信頼する看護師との間で同一化を経験すると，その経験を基盤に他の支援者にも援助を求めるようになります。患者さんが自分のニードに基づく情報を十分に提供され，ケアされているという満足感を得ることができると，さらに活用できるサービスは何かについて関心を持ちはじめます。この段階は「開拓利用の局面」と呼ばれます。

一方，患者さんが自立して活用する資源や方法を模索することには責任や不安が伴います。この時，患者さんは依存したいニードと自立したいニードの間で揺れ動いていると言われます。看護師はこの不安を理解し，患者さんが自分のニードに基づいて資源を活用することができるように，見守りながら支援することが大切です。

◆問題解決の局面

患者さんが他者からの支援や社会サービスを活用しながら自分のニードを満すことができるようになると，同一化していた看護師との依存関係から脱却して自立に向かいます。この段階は「問題解決の局面」と呼ばれます。

しかし，身体的なニードが満たされた後も，看護師との治療的な依存関係を求める場合もあります。ペプロウ博士は自立に伴う患者さんの孤立感について，患者さんが

〔出典：Peplau, 1952/1973より抜粋〕

看護師	未知の人	無条件的な母親の代理人	カウンセラー 情報提供者 リーダーシップ 代理人＝母親，兄弟		おとな
患者	未知の人	幼児	子ども	青年	おとな
看護関係における諸局面	方向づけ …………………………… 同一化 ……………………… 開拓利用 ……………… 問題解決				

図2 ◆ 看護師―患者関係における諸局面と役割の変遷

困ったり，行き詰まったりした時，誰もかかわってくれないのではないかという不安であると指摘しています（1952/1973，p.41）。

　治療的な人間関係の最終段階となったこの問題解決の局面でも，困った時にはいつでも支援を受けられるということを保証することが大切であり，患者さんが安心して社会活動に参加したり，自ら選んで人間関係のネットワークをつくったりすることができるよう支援することが必要です。

＊　＊　＊

　ケアの場はコミュニケーションの場であり，患者さんと看護師の間にはケアを介してダイナミックな相互作用が生じていると考えられます。看護師が行う清拭や洗髪，足浴といったケアは，ケアそれ自体に「母親のような優しさ」を伴っており，患者さんその優しさや温かさも一緒に受け取っているとペプロウ博士は指摘しました（1952/1973）。このようなダイナミックな人間関係をペプロウ博士は治療的なプロセスという視点でとらえ，先述の4つの局面で示しました。この4つの局面はそれぞれにはっきりと区別できるものではなく，さらに相手が変わればこの4つの局面への進み方も異なります（**図2**）。

3. セルフケア不足理論

　ドロセア・E．オレム（Orem, D. E.）博士が提唱したセルフケア不足理論は，次の3つの理論で構成されています。

①**セルフケア理論**：なぜセルフケアが人間の健康にとって必要なのかを説明する。

②**セルフケア不足理論**：セルフケアがなぜ不足するのかを説明する。

③**看護システム理論**：患者さんと看護師の相互作用を説明する。

表1 ◆ セルフケア不足理論で用いられるキーワードの理解

セルフケア	「自分自身のために」「自分で行う」能動的行動の能力
セルフケア能力	自分にとって健康な状態とは何かを理解し，その健康状態を維持するために，自ら意識的，計画的に進める能動的な行動
セルフケア要件	セルフケアを充足するための行動
セルフケアエージェント	セルフケアの提供者。乳幼児ケア，児童ケア，成人のケアの提供者は一括して依存的ケアエージェントと呼ぶ。一方，セルフケアを自分で行える場合はセルフケアエージェントと呼ぶ

〔出典：Orem, D. E. 1995/1995〕

　この中で中核をなすのは「セルフケ不足理論」です。この理論の提唱者であるオレム博士（Orem, D. E., 1995/1995）は，人は本来，自分で健康を維持する力を持っており，何らかの原因でその人が健康を維持する力が不足した場合に看護が必要となると考えました。このような人間観に立つセルフケア不足理論とは，本人の持っている力を大事にした理論と言えるでしょう。**表1**でこの理論に用いられるキーワードについて理解しておきましょう。

◆ セルフケア理論

　オレム博士は人間の要求（セルフケア要件）を次の3つに分けています。

①**普遍的セルフケア要件**：すべての人のあらゆるライフサイクルの段階に共通に見られ，生命の維持や一般的安寧にかかわる最も基本的な要求。

②**発達的セルフケア要件**：発達過程に伴って起こる。出産や発達課題に関連する要求。

③**健康逸脱に対するセルフケア要件**：医学的な診断や治療に伴って起こる。病気になったり，健康を害したりした時に生じる要求。

　この中で中心となる要件は，人間の生命維持に欠かせない普遍的セルフケ要件です。通常，人間はこれらのセルフケア要件を自分で満たしていますが，何らかの原因で自力（セルフケアエージェンシーが低下した場合）でセルフケアが行えなくなった時，看護エージェンシーの力を借りて安寧を保とうとします。看護エージェンシーは，患者ができないその部分にだけ働きかけてセルフケアを支援するということになります。

◆ セルフケア不足理論

　人にはライフスタイルの中で，時に自分で自らの要求を満たすことができなくなることがあります。オレム博士はこの状態を「セルフケアの制限」と呼んでいます（1995/1995, p.214, 220）。オレム博士は自分でセルフケアを満たせなくなる状態を「セルフケアの限界」と呼び，その原因を3つ紹介しています。

①知ることの制限（知識がない）

②判断と意思決定の制限（どうすればよいのか判断できない）

③結果達成行為の制限（この状態が続いたらどうなるかの結果が分からない）

　セルフケアが自力でできるかできないかという判断だけでなく，どのような理由で何ができなくなっているのかを，①〜③の視点でアセスメントする必要があるのです。

◆看護システム理論

　何らかの原因で人にセルフケアの能力が欠如した時，「なぜできないのか」知ると同時に，「何がどこまでできないのか」セルフケアの状態をアセスメントし，そのレベルに応じて援助するという看護の見立てが重要となります。その結果により，看護が介入する範囲と方法が決まります。

　オレム博士は，援助の方法として「全代償的看護システム」「一部代償的看護システム（**図3**）」「支持・教育的システム」の3つの看護システムのタイプを紹介しています。これらを基に，次のように具体的な援助の方法を考えることができます。

セルフケア理論

治療的セルフケアデマンド	セルフケアエージェンシー
ある人がある状態の時に健康であるために必要とされること（概念）	セルフケアを遂行するための包括的能力

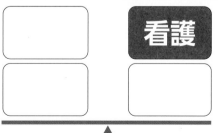

セルフケア不足理論

治療的セルフケアデマンド　セルフケアエージェンシー

看護システム理論

治療的セルフケアデマンド　セルフケアエージェンシー

看護

図3 ◆一部代償的看護システム

・他者に代わって行為する。

・指導し方向づける。

・身体的もしくは精神的支持（サポート）を与える。

・治療的環境を提供する。

・教育する。

4. オレム―アンダーウッドのセルフケア不足理論

　精神科の看護師であったパトリシア・R．アンダーウッド（Underwood, P. R.）博士は，オレム博士のセルフケア不足理論を精神科領域に適用しやすいようにつくり変えました。その際，中心となる普遍的セルフ要件に，ほかの2つの発達的セルフケア要件と健康逸脱に対するセルフケア要件を包含し，8項目から6項目に変更しました（**表2**）。これはオレム―アンダーウッド理論と呼ばれます（南・稲岡・粕田，1987，pp.39-40）。オレム博士のセルフケア不足理論は，一般診療科のすべての看護に適用されますが，このオレム―アンダーウッド理論は，主に精神科看護の臨床や精神看護実習などで活用されています。

5. 事例の紹介

◆プロフィール

　Aさんは60代女性，独身で，現在は一人暮らしです。高校を卒業するころに幻聴や妄想が出現し，精神科病院を受診して統合失調症の診断を受けました。その後は治

表2 ◆ オレム博士とアンダーウッド博士の普遍的セルフケアの比較

〈オレム博士の普遍的セルフケア要件〉	〈アンダーウッド博士による 普遍的セルフケア要件〉
①十分な空気摂取の維持	①十分な質と量の空気・水分・食物
②十分な水分摂取の維持	②排泄，同時に適切なケアができること
③十分な食事摂取の維持	③体温が正常に保てること，身づくろいや清潔という個人衛生が保てること
④排泄過程と排泄物に関するケアの提供	④活動と休息のバランスが保持できること
⑤活動と休息のバランスの維持	⑤孤独と（社会的）付き合いができること
⑥孤独と社会的相互作用のバランスの維持	⑥安全を保つこと
⑦人間の生命，機能，安寧に対する危険の予防	
⑧正常さの促進，現実的な自己概念を持ち自分自身の発達を促進することができているか	

〔出典：野川，2010, p.22；南，1987, p.42〕

療のために20年以上にわたり精神科病院への入退院を繰り返していました。しかし，最後に退院した時に，保健師から精神障害者が働く就労支援センターを紹介され，ここで働くようになりました。今でも気分の波はありますが，就労支援センターのスタッフに助けられながら，一人で家事を行い，薬の管理も自分で行っています。主な外出は就労支援センターへの通所に限られていますが，現在ではほぼ休むことなく通っています。

母親と姉が近くに住んでいますが，もともと家族関係のつながりは希薄で，現在ではほとんど交流がありません。父親はＡさんが小さい時に亡くなりました。

登山が趣味であり，仕事が休みの日で気分が良い時には，地域のサークル仲間と近くの山に登ることもあります。家族との交流はほとんどありませんが，職場の同僚や山登りの仲間が大切な友人です。

◆現在に至る病気の経過

Ａさんは10代の時に統合失調症の診断を受け，入退院を繰り返していましたが，20年ほど前に精神科病院を退院した後，病院の保健師から紹介された「就労支援センターB型」で働くようになりました。現在は週5日間働いていますが，1日の勤務時間はその時々の精神状態を考えながら，4～8時間の間で調整してもらっており，現在のところ，遅刻や欠勤をすることはほとんどありません。かつては幻聴などの症状が強く，仕事を休むことがありましたが，就労支援センターでは短い休憩時間が午前と午後に1回ずつ組み込まれており，休養室もあり，いつでも一人になれる環境があるため，現在はそのような就労環境があるという安心感を持って過ごすことができています。

かつては20年もの間，精神科病院に入退院を繰り返し，かぎのかかった保護室への入室や身体拘束も経験したＡさんですが，現在の職場で働きはじめてからは，20年の間，一度も再発していません。精神疾患で苦しみ，社会の偏見にさらされた暗い過去を感じさせない明るい性格で，人への気遣いもできるＡさんは，今，自らの生活の安定のために一番大切なことは「仕事」と「仲間」だと言います。

◆現在の治療

Ａさんは，今も2カ月に1度外来通院をしています。統合失調症は慢性病であり，生活の破たんを予防するためには，服薬治療を続ける必要があります。Ａさんは，再発の一番の原因が薬物療法の自己中断であることを自らの経験から学びました。今はきちんと服薬をしているため，精神症状はコントロールできています。

また，訪問看護サービスを利用しており，1カ月に2度ほど訪問看護師が訪ねてきて，服薬が確実にできているか，日常生活のレベルが維持できているか，精神症状はコントロールできているかなどを確認してくれています。

たまに夜眠れなくなったり，気分がざわついたりすることがありますが，そんな時

にはいち早く「いつもと違う感覚」があると職場の同僚に相談をし，受診するかどう
かを決めています。同僚や仲間に話を聞いてもらうだけで気分のざわつきが消失して
いく場合もあります。

◆現時点の全体像

　現在も服薬治療を受けているＡさんですが，それでもたまに統合失調症の主症状で
ある妄想や幻聴があります。しかし，幻聴と付き合いながら仕事を続ける，趣味の仲
間と出かける，あるいは家で引きこもるなどしながらこれらの症状とうまく付き合っ
ています。妄想や幻聴のために引きこもって日常生活行動ができなくなったり，仕事を
休むということはほとんどありません。また，今では近所とのトラブルもありません。

　日常生活の中で唯一苦手なことは行政とのやり取りであり，役所へ出かける時は事
前にスタッフに相談し，それでも不安な時は付き添いをしてもらえるよう依頼してい
ます。

6. 事例のアセスメント：対人関係論を活用する

　Ａさんは精神科病院を退院して以来，１つの職場で20年以上働き続け，その間，
１度も再入院をしていません。統合失調症は慢性病であるにもかかわらず20年以上
も再発を避けることができたのは，Ａさんの日常生活の管理の結果であり，注目すべ
きことです。さらに，地域での生活を維持してこられた大きな要因として就労環境，
中でも就労環境における恵まれた人間関係を挙げることができると思います。Ａさん
を取り巻く人たちが，Ａさんの障害を受け止め，必要に応じて生活（セルフケア）を
支えているためと言えるでしょう。

　しかし，Ａさんは，最初からこの就労支援センターの人たちと打ち解けられたわけ
ではありません。最初の出会いから自分を取り巻く人たちに助けを求められるように
なるまでのプロセスを，ペプロウ博士は「治療的人間関係」と呼びました。ここでペ
プロウが提唱した４つの治療的な相互作用のプロセスに照らし合わせながら，Ａさん
を取り巻く人間関係がどのように変化していったのかを見てみましょう。

◆方向づけの局面

　Ａさんは長い入院生活を経て退院する時，担当の保健師から自分の自宅から近いと
ころにある就労支援センターに通うことを勧められました。もともと人間関係に苦手
意識があったＡさんは，就労支援センターの面接で初対面の人から質問を受けてとて
も緊張したと言います。しかし，ここでは就労支援センターのスタッフにとっても
Ａさんは初めて出会う人であり，互いに初対面です。Ａさんは就労支援センターのス
タッフをどんな人だろう，私の言うことをちゃんと聞いてくれるのだろうかなどと考
えながら観察し，一方，スタッフもＡさんをどのような闘病生活を送ってきた人なの

か関心を持って見ています。つまり，Aさんとスタッフが互いに観察し合っているという段階です。これが出会いのスタート，方向づけの段階です。

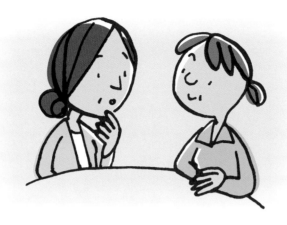

◆同一化の局面

　Aさんは就労支援センターの面接を経て，1日2時間，週に2日働くことになりました。就労支援センターには同じ疾患を持つ当事者やスタッフ，ヘルパーなどさまざまな職種の人がおり，名前も覚えられず，彼らとの間に距離を感じ，慣れるまではどの人とも疎遠な感覚を持っていました。

　そのような中で，いつも声をかけてくれるヘルパーのBさんに親しみを感じるようになり，Bさんのちょっとした励ましの言葉かけに安心感を覚えるようになりました。ある日，昼食に誘われて「食欲がないの」と言うと，BさんはしっかりAさんの目を見て「食べなきゃ力でないよ」と励ましてくれました。このやり取りを通して，Bさんは自分に関心を持って接してくれていると感じ，うれしかったと言います。このやり取りがBさんを信頼する大きなきっかけになりました。今ではBさんがそばにいると思うだけで安心感があり，何かあれば，Bさんのところへ行けば大丈夫と思えます。信頼関係を獲得するための基盤となる1対1の関係が確立した段階です。

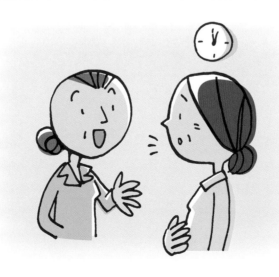

◆開拓利用の局面

　ともに働く仲間の中で，ＡさんはＢさんとの人間関係を信頼しながら，このＢさんとの関係を基盤に，ほかのスタッフとも話すようになり，次第に交流の輪が広がっていきました。Ｂさんは，Ａさんにとって何かあった時の避難所のような存在でした。その結果，苦手だった接客業務にも挑戦してみようと思えるようになりました。

　ある日，５人組の客を迎えて緊張していたＡさんは，Ｂさんに「大丈夫だよ。行っておいで」と励まされ，思い切って注文を取りに行きました。しかし，客の一人が注文したオムライスの提供が遅くなってしまいました。Ａさんは自分の調理班への伝え方が悪かったのだと考え，お客に謝りました。その時，その客は「生まれるのが遅かったかな（注文したのがオムライスだったので，卵が生まれるのが遅かったという客のジョークである）」と声をかけられ，客の粋な計らいにより笑いでその場を乗り越えることができました。この客とのやり取りは，接客慣れしていないＡさんにとっては大きな救いとなりました。

　このように，Ａさんはスタッフだけではなく，常連の客からもサポートされながら，少しずつ力を貸してもらえる人間関係のネットワークを広げています。

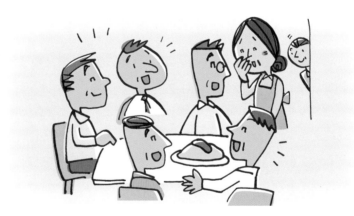

◆問題解決の局面

　Ａさんは，現在ではレジ打ち業務が苦手である以外は，ほぼすべての業務をこなすことができるようになりました。これもＢさんがいつもそばにいてくれるという安心感があるからですが，今ではＢさんが勤務していない日でも，自分からほかのスタッフに声をかけて力を貸してもらうことができています。しかし，時には急に体調や精神症状が悪化することもあります。職場の責任者に電話をすると，とにかく職場に来るよう促されます。就労支援センターに来て，仲間がいる職場でしばらく休んでも良くならない時には受診を勧められます。このように，自分で解決できない問題は誰に報告し，相談したらよいのかを考え，判断し，自ら行動を起こすことができるようになってきました。こうしてＡさんは，地域で働く場所と仲間を確保し，地域で安定して暮らすことができています。

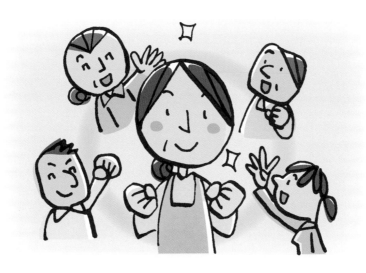

　Aさんを取り巻くこうした人間関係と他者からのサポートが，Aさんが20年も再発を予防できている大きな要因の一つになっていると考えられます。そして，そのことをAさん自身が認識できています。

　しかし一方で，自立に向かうということに不安がないわけではありません。もし自分が困った時に誰も手助けしてくれる人がいなかったらどうしようという不安は付きまとっています。自分が窮地に立たされた時にはいつも支援を受けることができるという保証があることは，患者にとってとても重要です。

7. 事例のアセスメント：オレム─アンダーウッドのセルフケア不足理論を活用する

　これまで紹介してきたように，Aさんは就労支援センターに自分の居場所と仲間を得て，地域で生活し，再発を予防することができています。しかしその陰には，定期的に外来を受診して服薬治療を継続し，困り事が起こった時は自ら早めに周囲のスタッフや仲間に相談するという努力を続けています。

　しかし，統合失調症は慢性病であり，長期に服薬治療を受けることで副作用の倦怠感や食欲亢進，口渇，あるいは眼球上天，アカシジア（静止不能）などが出現します。精神疾患患者にとってこのような症状は，日常生活の破たんや再入院に結び付きます。20年間，再発をしていないAさんの現在の基本的な生活は，どのようにコントロールされてきたのでしょうか。Aさんのセルフケアのレベルと基本的な日常生活を，オレム─アンダーウッド理論を基に見てみることにしましょう。**表2**（p.144）の「アンダーウッド博士による普遍的セルフケア要件」に従って各項目の観察内容を示します。順番にアセスメントと看護ケアを考えます。

◆十分な質と量の空気・水分・食物

〈主な観察項目〉

・呼吸の状態（風邪，肺炎の早期発見）

・新鮮な空気

・摂取している水分の種類と量

・過飲水の有無，過飲水に伴う症状

・嗜好品の種類，量（たばこ，アルコール，菓子など嗜好品の管理）

・義歯の有無，嚥下状態，アレルギーの有無

・食事摂取量，食事摂取の場所，食事時間への意識

・間食の有無，量，種類

・栄養状態

・食事摂取の状況（食べ方，速さ，食べこぼしの有無）

・食事の準備（作った経験，買い物には行けるか，得られるサポート）

これらの項目に関するセルフケアには，風邪や肺炎の予防，適切な水分摂取などの要件が含まれます。Aさんの食生活は安定しており，買い物も調理も自分で行うことができています。統合失調症の主症状はコントロールできていますが，長期にわたって服薬治療を受けている影響で「過飲水」の症状が出現する可能性があります。しかし，Aさんはこの症状に対する知識がほとんどないため，「過飲水」症状についての基礎知識を提供する必要があります。このほか，Aさんには薬の副作用によりいつも空腹感と口渇感があります。また，統合失調症と診断されて服薬治療を始める前の体重と比べると，10kg以上増えています。体重が増えれば糖尿病や脂質異常症になる可能性があることも知っており，Aさんなりに甘いものを控える，毎日歩くなど体調に気をつけています。

退院以後現在まで20年以上，定期的に外来を受診し，血液検査を受け，体重増加の有無，食事の摂取量とバランスなどを看護師と共に点検し，指導を受けながら地域生活を維持することができています。体重は今より増えないこと，つまり「現状維持」が目標です。

◆排泄，同時に適切なケアができること

〈主な観察項目〉

・排泄の回数，性状，尿意・便意の有無
・排泄の場所

・排泄行動への意識
・排泄行動の自立

・排泄に伴う困難感の有無
・下痢や便秘，腹部の不快感の有無

・腸閉塞の兆候，腸音
・下剤などの使用の有無

・下剤についての知識の有無
・月経の状況

精神疾患の患者さんの多くは抗精神病薬を服用しており，その副作用の一つとして便秘があります。Ａさんも長い治療経験から，何度か便秘になったことがあります。外来看護師から，腸閉塞の可能性を認識することが必要であると繰り返し示唆されていますが，今でも排便困難に伴う腸閉塞について考えることはあまりありません。便秘と腸閉塞がＡさんの中ではつながっていないようです。それは，腸閉塞という症状が自分に起こるかもしれないという可能性を実感できないからか，薬と腸閉塞の関連が分からないからか，便秘を予防できればよいと単純に考えているからか，いくつかの理由が考えられますが，体調を維持するには服薬と排泄に関する認識が大切です。

　しかし，Ａさんは何となく排便に困難感があると思った時は，外来で処方されている下剤を服用する，それでも改善しない場合には外来を受診するなど，自分で意識して排便の管理ができています。以前は排尿と排便の回数を記録していたこともありましたが，今では体調の変化を意識してコントロールできるようになっています。

◆体温が正常に保てること，身づくろいや清潔という個人衛生が保てること

〈主な観察項目〉
・発熱の有無
・発汗の有無
・発熱時の対処方法
・適切な衣服の着脱（清潔感，昼と夜の区別，着脱の必要性の認識）
・季節，外出に適切な身だしなみ，衣類の管理
・歯磨き，整髪，洗面，ひげそり
・義歯の取り扱い方法
・生活用品の取り扱い方法
・入浴の頻度，洗い方
・ベッド周りの整頓状況
・洗濯の頻度，自立度
・部屋の整理状況（病棟，自宅）

　長い入院生活を経て地域に戻ったＡさんですが，入院中の生活習慣が身についており，いつも同じ洋服を着ています。職場のスタッフやヘルパーからは，自分の身だしなみに関心がないのか，更衣をする意欲がないのか，着替えがないのかなど質問を受け，職場にふさわしい服装をすること，髪も整えてくることなどの指導を受けています。身なりが整っていなくても人に迷惑がかかるわけではありませんが，社会人としての自覚や接客業に携わっているという自覚はあまりないようです。自分の身だしなみが客に与える影響について一緒に考えてみる必要があります。

また，Aさんは歯科医院に通っていますが，歯磨きをするのは1日1回です。長い入院生活の間に，歯磨きは1日1回という習慣が身についていました。これがAさんなりの常識でもありますが，現在も虫歯があり，これ以上悪化させないためにも，もう一度この習慣を見直すよう働きかけることが必要だと思われます。

　このほか，発熱がある時には風邪かもしれないと自己判断せず，早めに受診するようにしなければなりません。向精神薬を服用している人が発熱した場合，命の危険につながる「悪性症候群」の可能性も否定できないからです。この悪性症候群の原因は不明ですが，薬物との関連が考えられています。この危険性について，Aさんが認識しているかを確かめておく必要があります。

◆活動と休息のバランスが保持できること

〈主な観察項目〉

・1日の過ごし方（昼夜逆転の有無）

・昼間の過ごし方

・作業療法，レクリエーションなどへの参加状況

・倦怠感の有無

・快適な睡眠（熟睡感の有無）

・睡眠剤の使用の有無と量

・不眠時の対応方法

・起床に伴う困難感の有無

・起床・入眠の時間

・趣味の取り組み

　Aさんは現在，1週間に5日間，就労支援センターに通っています。1日の勤務時間は5～6時間ですが，体調によって勤務時間を調整してもらうことができる恵まれた就労環境です。仕事の内容は喫茶業務，クッキー作りなどいくつかの種類がありますが，Aさんが一番苦手な業務はレジ打ちであると言います。時には，仕事で失敗をしたり，仲間から厳しい対応を受けたりしてストレスを感じることもありますが，そんな時は帰ってから泣いて気持ちを発散させるのだそうです。また，山登りの仲間に話を聞いてもらうこともあります。現在のコーピングによって，不眠や熟眠感のなさ，日中の倦怠感を予防できていると言います。向精神薬を服用しているため，毎日，数時間は眠ることができており，不眠状態が続くことはありません。熟眠感がない時もありますが，「こういう日もある」と考え，睡眠に関するこだわりはなくなりました。

◆ 孤独と（社会的）付き合いができること

〈主な観察項目〉
- 他の患者，医療者との交流状況
- 家族との交流状況（関係性）
- 面会の有無と頻度
- 孤独感の有無
- 孤独な時間の使い方
- 対人パターン（自分から積極的に参加，誘われ
　れば参加，気が向けば参加，参加しない）
- 友人関係
- 表情，話し方

　Aさんは家族と会うことはほとんどなく，主な交流の場は職場ですが，仕事が休みの日には山登りサークルの仲間と近くの山に登ります。Aさんなりに，自分の負担にならない人間関係のパターンと範囲を確立しています。

　また，年に1度，家族会に呼ばれて，30人くらいのメンバーの前で自分の闘病体験や地域での生活の現状を話しています。メンバーからは質問があったり，これまでの闘病生活をねぎらってもらったり，共に社会の偏見に基づく不利な体験について話し合ったりしています。このように，公の場で他者に自分の体験を伝えることは，高いセルフケアに基づく行為であり，意味のある社会参加と言えるでしょう。

　この会への参加はAさんにとって，同じ病を経験している仲間やその家族からエンパワーされる機会となっています。

◆ 安全を保つこと

〈主な観察項目〉
- 自殺企図，自傷行為，希死念慮の有無
- 暴力・暴言の有無
- 衝動行為の有無
- 服薬，危険物（はさみ，ライターなど）の管理
- 自己の存在価値の認識
- 孤立無援感の有無
- コーピングの方法
- 情緒的支援者の有無

　この項目は，精神科看護領域では非常に大切です。疾患の特徴から，自殺を考える人がいるためです。セルフケアのレベルとしては，自殺企図の有無や危険物の管理だ

けでなく，自分の存在価値の認識，情緒的支援者の存在，コーピング方法の獲得など
も含まれます。

　入院していたころのAさんは，不安に駆られ，暴力や暴言，希死念慮の見られた時
期もあり，保護室で身体拘束を受けていました。しかし，社会に出て自分の働く場所
を見つけてからは，希死念慮を持つことはほとんどなくなりました。その理由として，
自分の居場所や仕事があり，仲間がいること，闘病経験を通して学んだ，早めに周囲
に助けを求めることができていることが挙げられると思います。その結果，再発を予
防する大切さ認識もできています。

＊　＊　＊

　オレム―アンダーウッド理論による6項目に基づいて，Aさんの地域生活における
セルフケアをアセスメントしてきました。これらの項目はそれぞれ別々ではなく，深
くつながっています。Aさんが安定して地域で暮らすことができるのは，困った時に
は職場のスタッフに相談でき，助けを求められるという保証と安心感があるからだと
言えます。Aさんの地域生活の自立と維持は，まさにAさんを支える人間関係と深く
関連しています。

8. おわりに

　本項は，「ペプロウの対人関係理論」と「オレム―アンダーウッドのセルフケア不
足理論」を学習し，さらにこの2つの理論を基に，統合失調症の患者Aさんの事例を
紹介しました。統合失調症は慢性病であり，長期の入院や闘病の経験を持つ人が多い
のですが，最近では治療施設から地域社会へと移行している人も増えてきています。
Aさんも20年の闘病生活を経験した後，社会で暮らすようになりました。その後，
20年間以上も再発を予防して地域生活を維持しています。しかし，このような生活
がずっと続くとは限りません。今後も障害と共に生きる精神疾患の患者さんの生活破
綻を防ぎ，社会生活を維持できるよう支援するためには，セルフケアレベルとそのセ
ルフケア能力を支える対人関係の2つの視点から患者さんを理解することが有効だと
思います。ぜひ活用してみてください。

文献
野川道子．（編著）．（2010）．看護実践に活かす中範囲理論．東京：メヂカルフレンド社．
南優子，稲岡文昭．（監修）．粕田孝行．（編）．（1987）．セルフケア概念と看護実践―Dr. P. R. Underwood
　の視点から．東京：へるす出版．
O'Toole, A. W. & Welt, S. R.（1989）／池田明子・小口徹・川口優子・小林信・吉川初江・尾田葉子．
　（訳）．（1996）．ペプロウ看護論―看護実践における対人関係理論．東京：医学書院．
Orem, D. E.（1995）／小野寺杜紀．（訳）．（1995）オレム看護論―看護実践における基本概念（第3版）．
　東京：医学書院．
Peplau, H. E.（1952）／稲田八重子・小林富美栄・武山満智子・都留伸子・外間邦江．（訳）．（1973）．ペ
　プロウ　人間関係の看護論．東京：医学書院．

6. 在宅看護学

❶ 在宅高齢者の事例

古川秀敏

1. はじめに

　本項では，認知症のAさんの事例に対して2つの中範囲理論，すなわち，役割の理論と家族看護の理論を活用してアセスメントすることで，私たち看護師が在宅看護の利用者の家族の状況をより理論的に理解しようと試みます。役割に関する理論は，患者さんやさまざまな医療・保健・福祉サービスの利用者さんにも活用できます。

　それでは，まず役割の理論について主要な概念や考え方を基に説明し，その上で，Aさんの事例に対して活用していきます。

2. 役割の理論

　看護学生である皆さんは，どのような役割を持っているでしょうか。看護師になるために学校で講義を受けている皆さんは，「学生」としての役割を持っています。また，家に帰ると「娘」や「息子」としての役割，兄弟や姉妹がいる人では「兄」や「姉」，「弟」や「妹」としての役割を持っています。学業の間にアルバイトをしている人，例えば学習塾で講師を務めている人は「講師」の，飲食店で働いている人は「店員」としての役割を持っています。

　このように社会で生活する際に，言い換えると他者とかかわりを持つ時に，私たちは何らかの役割を担うこととなります。この役割に適した行動をとることにより，私たちの住んでいる社会は安定した状況にあると言えます。例えば，看護の講義を受けている際に，教師が看護の講義をするのではなく，教師自身の趣味の話を時間いっぱいにしたとします。看護の講義を期待していた皆さんにとって，教室は講義を受ける場ではなくなっており，学習の場としての機能を果たせない状況となってしまします。このような状況では，教室という小さな社会ですが，安定は図れないでしょう。このように社会の安定は，各個人の社会の他の人々から望まれる役割の遂行によると言えるのです。

　役割理論で有名な理論家にタルコット・パーソンズ（Parsons, T.）博士がいます。パーソンズ博士は，構造—機能主義という社会学の理論の基本的なスタイルを確立し

た社会学者であり，当時の社会学に大きな影響を与えました（大澤, 2019）。そのパーソンズ博士は，私たちが社会の中でどこに「位置」するかによって，他者との相互行為においてどのように振る舞うかが関係するとし，この振る舞いを役割としています（Parsons, 1951/佐藤, 1974）。「位置」という言葉は「地位」とも言い換えられます。つまり，役割は地位が関係し，他者に向けた行為の様式（振る舞い）と言えます。この振る舞いは，動機づけの要素や文化的な要素が結び付いており，一定の種類の秩序ある体系に統合されたものです。さらに，役割は行為を行う個人の性別，年齢といった属性には関係ないとしています。

　役割について説明した社会学者はほかにもいます。アーヴィング・ゴッフマン（Goffman, E.）博士です。他者との相互関係において，私たちはそれぞれに与えられた「役割」を演じることによってその秩序を保っているという考えです。つまり，役割を演技としたのです。

　講義の場面を思い浮かべてみましょう。講義の場面において，教師は教師としての役割を演じ，皆さんに看護の知識を教授しています。一方の学生の皆さんも，受講者という役割を演じています。このように，教師と皆さんが教師，受講者という役割を演じることで，講義が成り立つと言えるのです。

　さて，ゴッフマン博士は役割は演技であると説明したほかにも重要なことを言っています。役割距離です。ゴッフマン博士は役割距離を「個人とその個人が担っていると想定される役割との間の『効果的に』表現される鋭い乖離」と定義しています（Goffman, 1961/佐藤・折橋, 1981）。これは，自分自身と役割との間に主観的な距離を設けることであり，ゴッフマン博士は「手術室での出来事」を例に説明しています（Goffman, 1961/1981）。

　今，手術室で執刀医とインターンの医師と直接介助の看護師の３者によって，手術が行われようとしています。執刀医の指示に対してインターンの医師は冗談を口にします。非常に緊張が強いられる手術の場において，インターンの医師の冗談はふさわしくありません。このインターンの医師は冗談を言うことによって，期待されている“手術の補助”という役割から離れようとしています。つまり，インターンの医師は遂行している役割から「軽蔑的に」距離をとってみせることで，自分が単にその役割を演じるだけの存在ではないということを，他者に対して「効果的に」伝えようとしているのです。

　一方，執刀医が冗談を言った場合は，どのように考えられるでしょうか。執刀医はこの手術に責任を持っており，執刀医としての役割を簡単に手放すことはできません。手術をつつがなく終えるには，インターンの医師と看護師の協力が欠かせません。そこで，執刀医はピリピリとした緊張が持続することよりも，冗談を言うことでインターンの医師と看護師の緊張をほぐそうとします。手術の場にふさわしくない冗談を

言うこと，つまり自ら役割距離をとることによって不安管理を行っているのです。このように，私たちは期待される役割に対して役割距離をとることがあります。

　役割は，他者との相互作用の中に存在します。前述の解説で，役割は他者に指向した行為の様式と言いました。他者に指向するとはどういうことでしょうか。私たちが他者とかかわる時，他者に対してどのように行為をすべきかを相手に提示し，同時に他者が行った提示を解釈するという二重の過程（Blumer, 1969/後藤, 1991）を行っています。他者が行った提示とは，私の行動に対する他者の期待です。これを**役割期待**と言います。この期待に対して適切に行われる振る舞いを**役割遂行**と言います。この時，他者との間に共通した認識の存在があります。これを**規範**と言います（**図1**）。

　学校の場面で考えてみましょう。教師と学生である皆さんの間に，「学校は看護師になるための知識や技術を学習する場」という共通の認識があります。これが規範です。そして，皆さんは看護師になるための知識や技術を習得するという期待があります。これが役割期待です。教師は皆さんの期待に対して，適切に知識や技術を教授します。これが役割遂行です。ここで教師が講義の内容に全く関係のない話をすれば，皆さんの役割期待は裏切られることとなります。そうすると，皆さんからこの教師に対しては，「学校にふさわしくない」「看護について全然教えてくれない」という評価がなされるでしょう。また，教師は学校の運営組織から注意を受けるかもしれません。このような本来の役割の遂行に向かわせるようにする評価や注意を，サンクション（制裁）と言います。このサンクションのため，私たちは他者に望まれるような役割を遂行する，つまり社会の秩序を保っていると言えます。

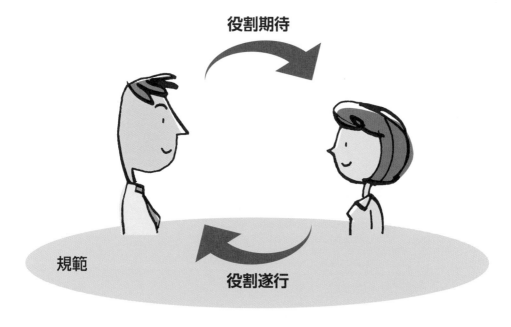

図1 ◆ 役割理論

他者とかかわりを持つ時，私たちが役割を担うことは十分理解できたと思います。しかし，その役割に対して矛盾したことを期待された場合はどうでしょうか。例えば，救急救命センターの看護師を考えてみましょう。救急救命センターに心肺停止の患者さんが運ばれました。看護師は，死線にある患者さんの状況を冷静にアセスメントし，医師の救命処置を支える大事な役割を担っています。ここでは，あくまでも冷静かつ正確な処置が求められています。一方，処置室の外には患者さんの家族が待っています。看護師には，不安に思う家族の心に寄り添うことが求められます。つまり，共感や傾聴といった情緒的な支援も求められます。看護師という役割に冷静であることと，情緒的であることが求められるのです。このように，同一の役割に対して矛盾した役割期待があることを**役割内葛藤**と言います。

　一方で，私たちは同時にさまざまな役割を担っています。例えば，家庭を持つ看護師を考えてみましょう。看護師のBさんには3歳の子どもがおり，保育所に預けて勤務しています。職場の理解もあって，日勤だけの勤務となっていますが，勤務を定時に終えても，子どもを迎えに行く時間は閉園時間ギリギリになってしまいます。

　そんなある日，Bさんの病棟で複数の緊急入室があり，定時では帰れそうにない状況でした。Bさんは看護師として入室の作業を続け，患者さんがつつがなく入院生活を送れるよう調整することが求められます。一方，母親としてのBさんは一刻も早く保育所に行き，子どもを引き取って家で育児や家事を行うことを求められます。Bさんには今，「看護師としての役割」「母親としての役割」「妻としての役割」が求められていることになります。このように，同一人物に複数の矛盾した役割期待があることを**役割間葛藤**と言います。

　パーソンズ博士は「病者にも役割がある」と述べています（Parsons, 1951/1974）。これが有名な**病者役割**です。病者役割への期待には4つの側面があります。まず，正常な社会的役割の責務からの免除です。病気になれば，通常の役割を行うことから免除されるということです。第2の側面は，病者は病気であることに責任を負わないということです。第3の側面は，病気を望ましくないものとして，回復する義務があるということです。第4の側面は，病気の回復のため，医師に援助を求め，医師と協力する義務があるということです。

　ところで，私たちがある特定の責任を果たそうとする時，異なるタイプの役割の要求や衝突に直面するかもしれません。そのような時，私たちは**役割緊張**として受け取ります（Goode, 1960）。役割を遂行するのに力が足りない，時間が足りない，経済的な困難があるなど，何らかの原因で役割の遂行が困難な時，私たちの心理と他者との相互作用に緊張が生じることを言います（黒田，2015）。

3. 家族看護理論

　私たち看護師は患者さん本人だけではなく，その家族も含めて看護を提供しています。ですから，看護の対象である家族の持つ特性を知ることは，質の高い看護を提供する上で必要不可欠でしょう。特に在宅看護では，家族が療養者の生活を支えていることが多く，家族を抜きにして療養生活を継続することは考えられません。

◆家族発達理論

　個人と同じく，家族もまた発達する存在であるという考え方があります。これを家族発達理論と言います。つまり，個人が誕生し，成長し，衰え，最後には死を迎えるのと同様に，家族も誕生から消滅までの過程を生命体としてとらえるというものです（鈴木・渡辺，2016）。

　個人が成長していくには，その年代における課題を達成することが必要でした。では，家族の場合はどうでしょうか。家族にも発達段階や発達課題が存在します。まず，家族の発達段階について解説しましょう。

　家族の発達段階は，新婚期・養育期・教育期・分離期・充実期・完結期に分けることができます。

新婚期：新婚から第1子の誕生までを言います。

養育期：乳児期の子どもを持っている期間を言います。

教育期：前期と後期の2期に分けられ，前期は学童期の子どもを持つ家族，後期は10代の子どもを持つ家族が該当します。

分離期：子どもが巣立つころを言います。

充実期：子どもが成人して家を離れ，夫婦2人きりの暮らしに戻った時期を言います。

完結期：配偶者を失った後の時期を言います。

次に，発達課題を見ていきます。

新婚期：夫婦として新しい生活様式を築くと共に，夫婦としての絆を築き上げることが課題となります。

養育期：育児という新しい役割を獲得しそれを担うこと，新しい家族が加わったことによる家族関係の在り方を構築することが課題となります。

教育期（前期）：子どもの社会性を発達させ，子どもが向かい合う問題に支援することなどが課題となります。

教育期（後期）：子どもとの間に緩やかな絆を形成すること，子どもの拒絶を受け入れることなどが課題となります。

分離期：親離れ・子離れによる喪失感を克服することが課題となります。子ども
　　が家を出たり結婚したりした時に，女性の多くに憂うつや不安，苦痛を感じる
　　「空の巣症候群」と言われる心理状況が見られる時期でもあります。また，親
　　世代では年齢的にも，生活習慣病や更年期障害などへの対応も課題となります。

充実期：夫婦の新しい関係性を構築することが課題となります。また，加齢に伴
　　うさまざまな変化を受け入れると共に，必要に応じて生活スタイルを変えるこ
　　とも課題となります。

完結期：配偶者を失った現実に直面する時期であるため，一人きりの生活や子ど
　　も世代との同居など，新たな生活スタイルに適応することが課題となります。

◆家族システム理論

　基本的な家族理論の一つに家族システム理論があります。これは，ルートヴィヒ・
V. ベルタランフィ（Bertalanffy, L. V.）博士が提唱した一般システム理論を家族
に応用したものです。この理論においては，家族とは社会文化的・歴史的な環境との
相互作用によって成り立つ一つの開放システムを意味します（鈴木・渡辺，2008）。
開放システムとは，外部との情報のやり取りを通じて自分自身の構造が変わるシステ
ムを言います。自身の構造の変化の結果はまた，情報として取り入れられます。これ
をフィードバックと言います。つまり，開放システムでは情報の取り入れ→自己の構
造の変化→フィードバックという円環的な形をとっていくのです。

　家族システム理論から見た家族の特徴には，全体性・非累積性・恒常性・循環的因
果関係・組織性があります。

全体性：家族の変化が家族全体の変化となることを言います。

非累積性：家族の機能は家族の機能の総和以上になることを言います。1人の機
　　能ともう1人の機能を足し合わせることによって，2人以上の機能を発揮する
　　ということです。つまり，1＋1は2よりも大きくなることを意味します。例
　　えば，急に祖母の介護が必要になったと仮定しましょう。家族の誰か1人に介
　　護を押し付けるのではなく，家族のみんながそれぞれ介護のための時間を提供
　　することで，家族の総和以上の介護が遂行できることを言います。

恒常性：個人でいうところのホメオスターシスのことです。家族の機能もまた，
　　個人と同じく家族の内外の変化に対し常に一定であろうとします。

循環的因果関係：一人の家族の行動変化は次々と他者に影響し，その影響が最終
　　的に自身に降りかかってくることを言います。

組織性：夫婦や子ども同士（きょうだい）のように，家族の中に階層性と役割の
　　期待があることを言います。

◆家族ストレス対処理論

　個人と同じく，家族にも危機が訪れる時があります。家族の危機についての理論を開発したのは，第2次世界大戦後の家族の別れと再会を研究したルーベン・ヒル（Hill, R.）博士です。ヒル博士によると，家族の危機には構造的なパターンがあると言います。それを表したのがABCXモデルです。Aはストレスとなる出来事，Bは家族の危機に対応する資源，Cは出来事に対する家族の意味づけ，Xは危機を表します。このA，B，Cが相互に作用し合ってXを生じさせるとしました。「このモデルでは，危機がどのようして変わるのか，なぜ変わるのかの理論的な説明ができない」と批判したウェスレイ・ブル（Burr, W.）博士は，X（危機）を家族システムの変化を防ぐことができない家族の能力から生じた混乱および家族組織の解体の程度である「危機の総和」と定義し直します。ドナルド・A．ハンセン（Hansen, D. A.）博士とヴィッキー・A．ジョンソン（Johnson, V. A.）博士は，さらにブル博士のモデルに改良を加えています（Daneshpour, 2017）。

　ハミルトン・I．マッカバン（McCubbin, H. I.）博士とマーチン・J．パターソン（Patterson, M. J.）博士はこのABCXモデルをさらに発展させ，二重ABCXモデル（**図2**）を開発しました。二重としているように，ABCXモデルが2つ連なったような構造をしています。このモデルでは，家族のストレスを「順応へのダイナミックなプロセス」ととらえています（Daneshpour, 2017）。ABCXモデルに，家族が危機からどのようにして回復するのか，ほかの家族よりもなぜより良く適応できるのかを説明し，予測する後危機段階を付け加えた構造をしています。

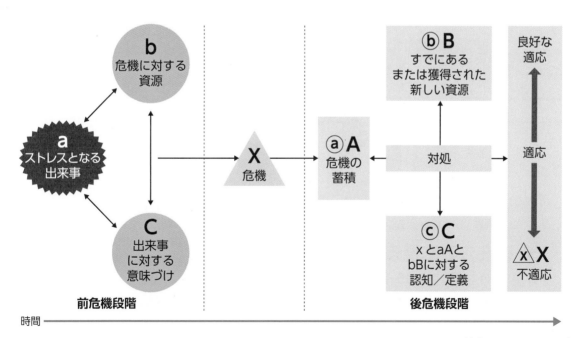

図2 ◆ 二重ABCXモデル

〔出典：Weber J. G., 2011.〕

ABCXモデルは危機で終わるモデルですが，二重ABCXモデルはABCXモデルで生じたその危機も変数としてモデルに加えます。つまり，危機に対する家族の対応と考えることができます。家族の対応である二重ABCXモデルの後危機段階には，aA，bB，cCという新たな考えが加わります。aAは危機の蓄積です。bBは，ABCXモデルで使用したすでに存在している資源bと，ABCXモデルで生じた危機に対して獲得された新しい資源Bとを合わせたものです。cCは，ABCXモデルによって生じた危機に対する認知や定義であるcと，蓄積した危機とすでに存在する資源と新たな資源に対する認知や定義であるCとを合わせたものです。aA，bB，cCのそれぞれに対処（coping）が関与し，その対処を経て適応に至ります。適応は家族システムの変化の結果としての成果であり，家族の役割やルール，関係性の変化などを含んでいます。適応には良好な適応と不適応（xX）とがあります。

4. 事例の紹介

◆プロフィール

Aさんは78歳の男性です。個人で日用品の商店を経営し，生活を営んできました。店主として店頭に立ち，仕入れから販売，経理まで，息子の助けを借りながら自ら行ってきました。妻を5年前に亡くし，45歳の息子家族と同居しています。息子夫婦には18歳の長女，16歳の次女がおり，5人で暮らしています。

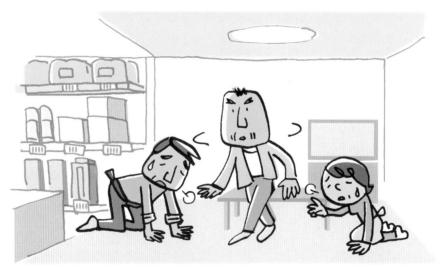

◆現在までに至る病気の経過

Aさんは40代で高血圧を指摘されましたが，飲酒や喫煙を続け，生活を改善することなく過ごしてきました。50代で心筋梗塞を発症し，心臓バイパス術を受けました。その後も喫煙と飲酒は続けてきました。60代で慢性心不全を指摘され，症状が悪化するたびに入院をしていました。

60代の中ごろから，薬の飲み忘れが見られはじめます。74歳ごろには，「お釣りを間違える」「仕入れた商品の代金の支払いを忘れる」「同じ商品を幾度となく注文する」など，商店の運営ができなくなりました。76歳の時，息子とその妻（Cさん）に商店の運営をすべて任せ，商店の経営から引退しました。

　Aさんは仕事一筋に生きてきたため，商店の引退後はやることがなく，１日中テレビを見るなど家で過ごすことが多くなりました。このころから，薬の飲み忘れを息子やCさんに指摘されると「馬鹿にするな」と大きな声で怒鳴りつけるなど，対応に困難な面が見られはじめました。「帳簿がない」「財布がない」などの発言も聞かれ，対応するCさんに「お前が盗ったのだろう。早く出せ」と大声を上げることも多くなりました。「仕入れに行ってくる」と，昼夜問わず家の外に出ようとすることも少なくありませんでした。最近では，深夜に覚醒し，自室の中をぐるぐる歩き回るなどの行動が出はじめています。

◆現在の治療

　内服薬としてレニベース2.5mg　１錠　１日１回（朝），メインテート2.5mg　１錠　１日１回（朝），ラシックス40mg　１錠　１日１回（朝），アルダクトンA25mg　１錠　１日１回（朝）

◆現時点の全体像

　慢性心不全のAさんは，入浴介助のため訪問看護を利用しています。内服による治療で症状は抑えられています。

　物盗られ妄想や，昼夜を問わず家から出ようとする行動が見られ，Cさんが商店の経理を行いながらAさんの日常生活を支えています。Aさんは家を出て，その後帰り道が分からなくなり，警察に自宅まで送り届けられることがありました。通所施設の利用を勧めても，商店の経営を気にして家から出ることを拒否しています。最近では，Aさんが夜間に覚醒し自室を歩き回ることを気にして，Cさんは眠らずに様子をうかがうことが続いています。日中の経理作業や電話番などの商店の経営，家族の世話がある中で，Aさんの介護の度合いが増えてきています。Cさんは買い物に行く際もAさんのことが気になり，Aさんと一緒に外出しています。Aさんの認知症の症状により，食事の時間も遅くなる時があり，夫や娘から「食事の準備はまだか」という声も聞かれるようになりました。また，夜間に十分に睡眠がとれないことで，経理の作業が滞る時も見られています。Cさんからは，「仕事とAさんの介護の両立が困難」という発言が聞かれています。

　Cさんは２人の娘に家事の手伝いを依頼してみましたが，長女は「受験のために時間を使いたい」と言います。また，次女は所属するクラブ活動のために帰宅が遅く，炊事などは困難であり，「自分だけが家族の面倒を見るのは不公平だ」と言います。一度，２人の娘にAさんの世話を任せて１日外出した時には，２人がAさんの対応に困

り，「おじいちゃんの相手はもう無理」とAさんと距離を置くようになり，Aさんの介護には非協力的になっています。

　Cさんは，Aさんの夜間の覚醒について，時々見てくれないかと夫に相談しますが，仕事が多忙なことを理由に，CさんがAさんの世話をするようにと言っています。

　疲れた表情も見えてきました。以前は，こざっぱりとした格好をしていたにもかかわらず，髪がやや乱れているなど，自分自身に対する時間が持てていないようです。看護師が訪問した際には，今まで「お手伝いしましょうか」といった声が聞かれていたにもかかわらず，「お願いします」と看護師に入浴介助のすべてを任せるようになってきています。

　このように，Aさんの認知症の症状が顕著になってきたことにより，CさんはAさんへの世話のために時間を使うことが多くなってきました。日中だけではなく夜間の覚醒にも対応するようになり，疲労を感じています。それにより，日中の商店の経理作業に支障が出るようになってきています。CさんはAさんの世話と仕事と両立が困難であることを自覚しており，自分の役割を遂行することに困難が生じてきているようです。

◆Cさんと訪問看護師のやり取り

看護師： Aさんの様子はその後どうですか。

Cさん： 認知症の症状は相変わらずですね。自分の気に入らないことがあると大声を上げます。物盗られ妄想も時々出ていますね…。「財布がない」「帳簿がない」って。私が経理の仕事をしているから，気になってるんでしょうか。それから，ちょっと目を離すと家の外に出ようとします。「どうして？」と聞くと，「仕入れに行かなくちゃ」って。仕事を辞めてもう何年もなるのに…。

看護師： そのような時はどうしているのですか？

Cさん： 出ていかないように説得すると大声を上げて怒るので，おとうさんの後ろをついて歩いています。ある程度歩いたところで声をかけて，自宅に戻るよう言っています。すんなり戻ってくれる時もあれば，「何言ってるだ」と言ってまたどんどん歩いて行ってしまうこともあるので，難しいですね。

看護師： ご自分でご自宅に戻れそうですか。

Cさん： ちょっと難しいかもしれません。この間も家に帰ろうとした時に，「ここはどこだったっけ」と言って表情をこわばらせていました。声をかけたら安心したようで…。私が「帰りましょう」と言うと，自宅とは別の方に歩き出したんです。その時は，「こっちですよ」と言ったら戻ったんですが。あと，最近は夜にトイレに起きるせいか，部屋から「おーい」という声が聞こえるんです。私が起きて様子を見に行っているんですけど，トイレの場所が分からなくなったのか，家の中を歩き回ったりして…。それが，夜何回も続くことがあって…。

看護師： 夜は眠れていますか？

Cさん：それが何日も続いているので，あまり眠れていないですね。ちょっとした物音でも起きてしまうし。

看護師：旦那さんは？

Cさん：仕事で疲れているのか，寝ていますね。夫には仕事を頑張ってほしいですから。娘たちにも夜はしっかり寝てほしいですしね。娘たちもいろいろ忙しいみたいで…。長女は来年受験だから，夜遅くまで勉強を頑張っているみたいです。夜食とか準備してあげたいんですけど，おとうさんがあんな状態だから，簡単につまめるものを食事と一緒に用意しているんです。本当は温かいものを用意してあげたいんですけど，火を使っている時におとうさんが外に出ると大変だから…。次女もクラブ活動で大変みたい。夕飯を食べてお風呂に入ると，すぐに自分の部屋に入ってしまい，リビングには出てこないですね。おとうさんの世話でご飯の時間が遅くなることもあって，娘たちに迷惑をかけてますね。

看護師：娘さんたちに手伝いは頼めそうですか？

Cさん：ちょっと難しいかもしれませんね。長女は受験を控えていますから。本人も勉強に集中したいと言っていますし，次女もクラブ活動が大変みたいで。前に手伝えないかと聞いてみたら，「お姉ちゃんは何にもしないのに，私ばっかり不公平だ」って…。「おとうさんのことをちょっと見てて」と頼んだこともあるんですけど，おとうさんが同じことを何度も言うので疲れちゃったって…。外に出ようとしているのを止めたら怒られたと言って，もう無理なんて言っていますね…。おとうさんのこと，お願いします。ちょっと買い物に行ってきます。いつもおとうさんと一緒なので，買い物も簡単にできなくて…。

5. 事例のアセスメント：役割理論を活用する

　在宅看護では，療養者はもちろんその家族も含めてアセスメントすることが重要です。ここでは，在宅療養のカギを握るCさんの役割についてアセスメントしていきます。

　人は他者とかかわる時に役割を担います。その役割が行われるためには，自分自身と他者との間に「共通した認識」が必要となります。Cさんは，Aさんが仕事を引退するまで主婦業を行ってきました。Aさんと家族からはその主婦業を遂行する役割が期待されていました。

　ところが，Aさんが引退した後，商店の経理を任されるようになりました。Aさんと家族にとって，自宅が生活の場であり，仕事のための場という共通した認識が存在します。Cさんはこれまでの主婦業に加え，新たな役割を取得することとなりました。つまり，Aさんをはじめ，夫や娘たちからは「主婦として家庭を切り盛りする役割」，

夫からは「商店の経営のための経理」という役割が期待されていました。この役割期待に応えること，つまり主婦業と経理の役割を果たすことが役割遂行になります。Aさんの認知症の症状が比較的軽度の時には，この主婦業と経理は両立でき，家族の持つ役割期待に応えることが可能でした。

しかし，Aさんの認知症が進行すると事態は変わりはじめます。Aさんの認知症の症状が顕著になるにつれ，Aさんの介護が加わりました。Cさんは「家事」「経理」「Aさんの介護」の役割を担うことになりました。

日々の生活の中で，人は同時に複数の役割を担う場合があります。人が持つ複数の役割の間で役割期待が矛盾することを役割間葛藤と言います。Cさんが家族の世話，商店の経理，さらにAさんの介護の役割を担うにあたって，これらに対する役割を遂行することが求められます。しかしながら，Aさんは昼夜を問わず「仕入れに行ってくる」と家から出ようとします。帰り道を忘れることもあり，家の外から出た場合はCさんが一緒に外に出て，自宅に戻れるようAさんを見守ることが必要となりました。さらには，Aさんの夜間の覚醒により，Cさんはその都度起きてAさんの様子を見ています。それが連日続くために，身体的にも心理的にも疲労を感じはじめています。

ある義務を果たそうとする時，人は役割に対する要求と葛藤に直面することがあり，それを役割緊張と感じます（Goode, 1960）。つまり，役割緊張は「何らかの原因で役割遂行が困難になり，行為者の心理と相互作用そのものに緊張が生じること」を言います（黒田, 2015）。Cさんは主婦業，商店の経理に加え，Aさんの世話という役割を担うことになり，Aさんの認知症の症状によって身体的・精神的負担を抱えています。特に家事の遂行が困難になってきているため，娘たちに迷惑をかけていると考えており，役割緊張が生じていると推測されます。

6. 事例のアセスメント：家族理論を活用する

在宅看護の場合，家族が1つのシステムとして機能することが求められます。家族に関する理論では，家族システム理論があります。家族システム理論から見た家族の特徴には，全体性・非累積性・恒常性・循環的因果関係・組織性があると前述しました。

本事例では，まず，家族の全体性から考えてみます。

CさんがAさんの介護を一身に担ったことから，身体的・心理的に疲労を感じています。この疲労により，これまで行ってきた家事や経理の仕事が滞ると，家族全体に影響します。Cさんによる家事が不完全に遂行されることにより，長女や次女は家事を手伝うことが期待され，受験やクラブ活動にこれまでどおり力を注ぐことが難しくなるかもしれません。夫においても家事が遂行されないことにより，協力を求められるかもしれません。仕事のほかに家事の役割を担うことになるかもしれません。Aさ

んにおいても，Cさんによる見守りがなくなると日常生活に不具合が生じるでしょうし，外に出た際には家に戻れないという事態になるかもしれません。

また，Cさんの経理作業が滞ると商店の経営に影響します。商店がこれまでどおり経営されるには，夫がCさんに代わって経理の役割をとることが余儀なくされるかもしれません。そして，CさんがAさんの介護することが困難になれば，Aさんは在宅での生活が困難となるでしょう。

このように，Cさんの役割が遂行されないことにより，家族全体の生活が困難になるという家族全体の問題につながると考えられます。

次に，家族の組織性から考えてみます。

Cさんには，夫婦として経理を行い，夫の仕事を支える役割期待があります。さらに，家庭を切り盛りする主婦としての役割も期待されています。一方，Aさんとは義理の親子関係，娘とは母娘関係にあります。今Cさんには，Aさんの世話や娘たちの学校生活を支える役割が期待されています。しかし，Aさんの認知症の症状の重度化により，今まで以上にAさんの介護へ時間を割くことが必要となってきました。Cさんは自分自身のため時間を切り詰めながら，何とか生活を続けている状況にあります。この期待される役割が遂行されないと，家族それぞれの生活に影響を及ぼし，家族が組織として機能することが困難になることが予測されます。

7. おわりに

本項では，在宅療養を行う家族に対して2つの中範囲理論，役割理論と家族システム理論を用いて解説し，アセスメントを行いました。在宅看護では，療養者本人はもちろんのこと，その家族を含めてアセスメントすることが重要となります。療養者本人の疾患や障害が本人はもちろんのこと，家族にどう影響するか，広い視野に立ったアセスメントに挑戦してみてください。

文献
Blumer, H.（1969）／後藤将之.（訳）.（1991）. シンボリック相互作用論―パースペクティヴと方法.（p.12）. 東京：勁草書房.
Daneshpour, M.（2017）. Examining family stress：theory and research. Quarterly of Clinical Psychology Studies, 7（28）, pp.1-7.
Goffman E.（1961）／佐藤毅・折橋徹彦.（1985）. ゴッフマンの社会学2 出会い―相互行為の社会学. pp.111-172. 東京：誠信書房.
Goode, W. J.（1960）. A theory of role strain. American sociological review, 25（4）, pp.483-496.
黒田由彦.（2015）. 役割理論. 黒田裕子.（監修）, 看護診断のためのよくわかる中範囲理論 第2版. pp.352-361. 東京：学研メディカル秀潤社.
大沢真幸（2019）. 社会学史. 東京：講談社.
Parsons, T.（1951）／佐藤勉.（訳）.（1974）. 現代社会学大系14 パーソンズ社会体系論. pp.424-475. 東京：青木書店.
鈴木和子・渡辺裕子.（2019）. 家族看護学―理論と実践 第5版. pp.46-60. 東京：日本看護協会出版会.
Weber J. G.（2011）. Chapter 4：The ABCX formula and the double ABCX model. In Individual and Family Stress and Crises. doi：http://dx.doi.org/10.4135/9781452274720.n4（参照2020年4月27日）

中野由美子

1. はじめに

　本項では，肺がん終末期のAさんの事例に対して2つの中範囲理論，すなわち，看護師と患者さんの信頼関係を築く段階で生じる共感と，社会的支援であるソーシャルサポート論を活用してアセスメントすることで，私たち看護師が患者さんをより理論的に理解しようと試みます。

　それでは，まず患者さんの個別性に考慮した看護を実践するために重要な「共感」という段階を含む対人関係の概念を説明します。さらに，ソーシャルサポート論について説明し，Aさんの事例に活用していきます。

2. 信頼関係を築く看護—共感

　学生の皆さんは，入学や進学，転校などで新しい環境に自分の身を置いた経験がありますか。周囲に知り合いが一人もいないという状況は，緊張や不安感を伴うと思います。そのような時，近くの席にいた初対面の同級生が優しく声をかけてくれたことをきっかけに，友人関係に発展したというようなことはよく聞く話です。これは，人間関係が成立した状況なのですが，もし誰とも関係性がとれずに孤独な状態が続くと，新しい環境に慣れず苦痛を感じてしまうかもしれません。

　社会生活を営んでいる人間にとって，人間関係は大切なものであり，この関係がうまくとれない場合には，多くのストレスや葛藤を感じることとなります。看護師と患者さんとの関係も，入院などをきっかけとした「対人関係過程」により信頼関係が築かれるのですが，その部分に焦点を当てた看護理論は「人間関係論」とも呼ばれ，ジョイス・トラベルビー（Travelbee, J.）博士の著書『人間対人間の看護』から「人間対人間の看護理論」とも言われています。

　トラベルビーの看護理論（図1）は，ユダヤ人の精神医学者ヴィクトール・E．フランクル（Frankl, V. E.）博士による実在主義思想である「人生の中で意味や価値を見いだして実現していく」という考え方に大きな影響を受けています。また，フランクルはアルフレッド・アドラー（Adler, A.）博士やジークムント・フロイト（Freud, S.）博士に師事して精神医学を学んでいることから，特にアドラー心理学はトラベルビー博士の看護理論に大きく影響しているようです。人間は精神と身体を分

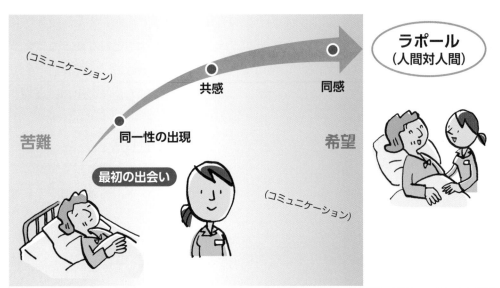

図1 ◆ トラベルビー博士の「人間対人間の看護理論」

〔出典：吉野，2020，p.106，より引用〕

割して考えることのできない存在であるととらえ，1人の人間と他者との対人関係から人間を理解しようとしているところも特徴的です。

　看護の世界での人間対人間の関係は，「看護師―患者関係」と言えます。看護師と患者さんが病院でそれぞれの役割で出会う前に，人間対人間の関係であることが前提となる，という考え方が大切なのです。看護師は患者さんを援助する立場ですが，患者さんの上位の立場であるということではないということを認識しなければなりません。

　例えば，手術を受ける患者さんを手術室に案内することは，看護師にとっては日常的に経験することですが，患者さんはとても緊張し，不安を抱えている状態であることは言うまでもありません。その患者さんの気持ちを考えずに，看護師の業務を優先するようなことがあった場合には，看護師と患者さんとの人間関係を築くことは難しくなります。自分が患者さんの立場になって考えた上で，患者さんの気持ちを察して対応することが，患者さんと同等の立場，いわゆる人間対人間の関係を大切にした立場になれるということなのです。

◆第1段階：最初の出会い

　人間関係を構築するためには，初めての出会いから始まります。第一印象ということになります。患者さんが入院した時，患者さんはその病棟の看護師らにどのように迎えられるでしょうか。病棟の職場長である看護師長が，最初の挨拶と自己紹介をして患者さんを迎えるでしょうか。それとも，入院担当の看護師が出迎えて，病棟内を案内しているでしょうか。入院する患者さんの病状や症状に配慮しながらも，看護師―患者の関係だけではなく，お互いを一人の人間として知覚することができれば，人間対人間の関係の構築が始められると言われています。

　学生の皆さんは，臨地実習で担当する患者さんにあいさつをした時に，緊張のあま

り患者さんの表情や言葉を覚えていないという経験はありませんか。また，自分が実習現場にいることだけで精一杯で，うまくコミュニケーションがとれなかったというように，出足から躓いた経験があるのではないでしょうか。その後，時間経過の中で関係性が修復できればよいのですが，どのような場合においても最初の出会いは難しいものであり関係性を築くためには重要なものなのです。

◆第2段階：アイデンティティ（同一性）の出現

　最初の出会いに次ぐ段階ですが，互いを自分とは異なる独自の人間として知覚して理解する段階です。相手の他者性を認めるということなのですが，自分と相手の共通する部分はどこで，共通しない部分はどこだというように，互いを知り合うという段階です。これが，第3段階の「共感」への基礎となります。

　学生の皆さんが患者さんのところであいさつをした後，臨地実習の目的や期間，患者さんと話をするなどのかかわりを持たせてもらうことで，看護師になるための技術を獲得できることや，患者さんを人生の先輩として敬っていることを礼節のある態度などで示せば，患者さんは看護師になる夢を持った学生であることや社会人の後輩として認識し，理解してくれるのではないでしょうか。

◆第3段階：共感

　この共感の段階は，さまざまな背景にあるさまざまな体験を共有することで生まれます。つまり共感とは，ほかの人の持つ体験を共有することなのですが，この相手の体験を共有するための能力には看護師にとって必要不可欠な「相手のことをもっと理解したい」と思える感性が大切です。相手のことをよく知るために自分の経験に照らしたり，より深く理解しようと努力したりして，相手の気持ちが理解できるようになる段階なのです。

　また，相手を理解するということは，自分自身のことも伝えていかなければならないということであり，一方通行ではより良い人間関係を築くことはできません。しかし，これは看護師対患者さんの対人関係を無視するものではありません。あくまでも看護師の役割は患者さんへの援助ですから，公私混同をすることなく看護師の倫理綱領に則った行動を心掛けましょう。

◆第4段階：同感

　人間関係構築の一歩手前の段階は「同感」です。これは，「共感」よりも踏み込んだ内容です。「共感」は他者の心理状態に入り込むことで，自己と他者の区別がある段階です。「同感」は，患者さんの病気や苦痛を軽減したいと願った時に，他者である患者さんの感情を自己の感情であるように追体験することで生まれます。自分のことのように考えて行動してくれる看護師から，自分のことを本当に思ってくれているのだと患者さんが次第に援助してくれる看護師として信頼を寄せることになるのです。つまり，相手の気持ちを知った上で，その人の苦痛を和らげたいと強く願い行動する段階と言えます。

◆第5段階：ラポール

　人間関係の最終段階は，「良い関係性」「疎通性」という意味の「ラポール」という言葉が用いられています。この段階で看護師と患者さんは，人間対人間の関係を確立することができます。つまり，看護師と看護を受ける人は，互いを人間として知覚し合い，人格の真価を認め合うのです。その上で，患者さんの苦痛を軽減できるという看護師の援助の方向性が決まり，看護目標を達成することが可能となります。この時の援助は，「患者さん」であった場合と明らかに異なり，人間への深い理解を基に行われるのです。

　以上のように，人間対人間の関係は，4つの段階を経てラポールの段階に達した時に確立した体験を持つことができますが，看護師の役割である患者さんへの援助なくして患者さんとの関係構築は不可能であることを忘れてはなりません。信頼される看護師になるためには，豊富な知識と高い技術が必要なのです。また，親しいとかなれなれしいという状況と信頼関係は異なるということも，わきまえておかなければなりません。相手がうれしい時は共に喜び，悲しい時は共に悲しむことでラポールに到達するのです。

　トラベルビー博士は，健康は主観的な状態と客観的な状態の2つの側面からとらえることができると考えています。主観的な状態とは，自分自身の精神，身体の健康状態をどのように認識しているかということであり，客観的な状態とは，健康診断などによる第三者が評価した結果のことです。看護とは，患者さんが苦痛や悩みを解消し，人生に意味を見いだせるように援助していくことであるとしています。患者さんが人生経験に意味を見いだし，自己実現に向けて行動するために行う看護師の援助は，看護師が本当に信じている患者さんの持つ可能性に影響され限定されると考えています。そのためトラベルビーは，看護師個人のもつ信念や態度を非常に重要視するのです。

　次に，ソーシャルサポート論の解説に移ります。

3. ソーシャルサポート論

　ソーシャルサポートとは，社会的関係の中でやり取りされる支援のことを言い，家族と友人の間，公的な提供者と非公式な提供者の間でやり取りできるものであり，健康行動を維持したり，ストレッサーが健康に及ぼす影響を緩衝したりする働きがあると言われています。この数十年で多くの注目を集め，研究されています。ソーシャルサポートが個人の社会化や発展，対処法，一般的な幸福に与える影響を調査した興味深い結果もあるように，この概念は，疫学，社会学，心理学，社会福祉または保健医療を含む幅広い分野に関連しています。

　学生の皆さんは，医療や福祉の施設の中で「ソーシャルワーク」とか「ソーシャル

ワーカー」という職種名を聞いたことがあるでしょうか。これは社会福祉の分野の活動で，医療を受ける患者さんにとっては欠かすことのできない社会福祉士による支援です。日本に医療ソーシャルワークが導入されてから約90年が経過しており，医療の中における福祉や生活という視点の必要性を訴えつつ，「患者さんと共に」という基本的姿勢を軸として活動している専門家です。社会福祉士は，福祉の相談援助に関する高度な専門知識・技術を有し，福祉や医療の相談援助の場において重要な役割を担っています。

　医療を提供する病院施設内では，治療を終えた患者さんの生活の場を探すのを手伝うことが主な役割です。その役割は，1948年の世界人権宣言に始まる権利意識の向上，1960年代後半からの生命を選択する権利に関する議論などにより，患者さんが自身の権利を自覚し声に出すようになってきたという社会的背景の変化と共に展開しています。福地は，「本来のソーシャルワークを実践するうえでの価値とは何か。それは，『人間尊重』『人間の社会性への重視』『人間の変化への可能性の追求』に集約される。つまり，いかに当事者が『尊厳』を保持しながら社会的存在として生き・死ぬことを支えるかではないかと考える」と述べています（福地智巴，2017，p.301）。

　このように，それぞれの立場で研究されているためソーシャルサポートの定義が複数存在することや，人間の暮らしや生死に関連する文化の違いが関連することなどが，看護過程に適用する際の障壁になっているとの考えもあるようです。しかしここでは，看護師が患者さんを理解するために必要な健康に関するソーシャルサポートの概念について解説していきます。

　健康に関するソーシャルサポートと言えば，例えば健康に良い食事や運動・禁煙などを続けていく上で，家族を含めた周りの人からいろいろなサポートを受けることで，それらの行動が長続きしやすくなる「健康に良い行動を続けやすくする」ということがあります。また，ストレッサーがあっても周りの人からサポートを受けることによって，そのストレッサーを前向きにとらえられる，またはうまくストレッサーに対処（コーピング）できるようになる「ストレッサーの影響を和らげる」などという健康面におけるソーシャルサポートの働きがあります。

　ストレスが多い現代社会では，身心の健康に対して人々が強い関心を寄せています。さまざまな疾患への対策が叫ばれる一方で，精神的および身体的に「より良い状態（wellness：well-being）」を求めた取り組みが注目されています。ソーシャルサポートと健康の関係については，「社会的関係が個人を疾病から保護することを助ける」とこの分野の研究者が示唆し，精神健康と同様に身体的健康も社会的関係によって影響される可能性があると考えられ，その考え方を支持する研究が重ねられ，経験的な知見が発見されています。対人関係はいさかいや煩わしさといったストレス源でもありますが，ソーシャルサポート研究ではむしろそのポジティブな側面を生かしていこうとしています。

◆ジェームズ・S. ハウス (House, J. S.) 博士による ソーシャルサポートの定義

ソーシャルサポートとは，次の4つの機能のうち，1つないしそれ以上の要素を含む対人間の交流・相互作用です。

①**情緒的サポート**：共感したり，愛情をそそいだり，信じてあげたりすること

②**道具的サポート**：援助を必要とする人を直接手助けすること，仕事を手伝ったり，お金やものを貸してあげたりすること

③**情報的サポート**：個人的あるいは社会的な問題への対処に必要な情報や知識を提供すること

④**評価的サポート**：個人や行動や業績にふさわしい評価

つまり，ソーシャルサポートは内容によって，共感や愛情を提供する「情緒的サポート」，形のある物やサービスを提供する「道具的サポート」，問題の解決に必要なアドバイスや情報を提供する「情報的サポート」，肯定的な評価を提供する「評価的サポート」の4つに分けることができるのです（**図2**）。

橋本によると，「1974年にジェラルド・キャプラン（Caplan, G.）博士とエリック・J. キャッセル（Cassel, E. J.）博士が『ソーシャルサポート』という語を使用した時から，ソーシャルサポート研究は実質的に始まった」とされています（2005，

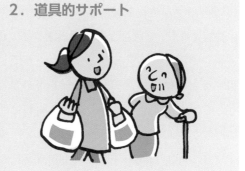

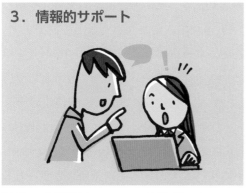

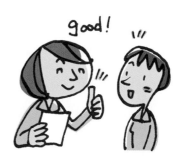

図2 ◆ 4種類のソーシャルサポート

173

p.2）。概念的には30年ほどの歴史でしょう。1976年に，シドニー・コッブ（Cobb, S.）博士が「ソーシャルサポートが危機への対処や人生上の移行期における変化に対する適応を促進するように働く」と説いたことをきっかけに，1979年にジェーン・S．ノーバック（Norbeck, J. S.）博士が未婚の親のニーズや資源についての研究を発表しました。また，ロバート・L．カーン（Kahn, R. L.）博士とトニー・C．アントヌッチ（Antonucci, T. C.）博士は，個人が家族や友人という集団に囲まれている存在であり，相互作用と社会化のプロセスにおいて，個人に幼児期，成人期また老年期の責任と役割を教え，これらの関係が個人の対処（コーピング）行動を助けることを導き出しました。そしてカーン博士は，「アタッチメント理論」と「役割理論」から，ソーシャルサポートの概念化を導き出しました。彼女らの概念枠組みを基礎として，ノーバック博士はソーシャルサポートの概念枠組みを開発し，ソーシャルサポートを測定するための信頼性・妥当性のある測定用具であるNSSQ（Norbeck Social Support Questionnaire）を同僚と開発しています。

　ソーシャルサポートの測定は，「情感」「肯定」「助力」というカーンの定義における3つの機能的構成要素で行います。

　人は生涯を通じてさまざまな役割を担いますが，その役割は時間経過の中で変化します。筆者の場合で例えると，両親の第2子として誕生した私は，両親の子どもとしての役割，2歳年上の姉の妹，6歳年下の妹の姉としての同胞間での役割関係があります。また，身近に存在していた親類の叔父や叔母や祖父母によって，幼少期に愛着（アタッチメント）を獲得しています。そのアタッチメントが成人期の支持的な相互作用の基盤となり，看護師としての役割や妻・母親としての役割が遂行できました。しかし，家庭や職場で変化する役割を担う一方でストレスフルな状況も発生し，その状況を緩和するためにソーシャルサポートが必要でした。家庭と仕事を両立させるために，子どもを保育園に預け，その送迎を両親に助けてもらったり，学童保育所を地域の仲間と運営し親同士で支援し合ったりして，協力できるネットワークを活用しました。

　ソーシャルサポートは，学問的には，カール・R．ロジャーズ（Rogers, C. R.）博士のカウンセリング理論において「共感的理解」や「無条件の肯定的配慮」が重要視されています。これらはソーシャルサポート論が生み出された背景とも言えます。直接的な背景は，社会学や人類学における社会的ネットワーク研究における対人関係の構造的側面が持つ効果への注目でした。ソーシャルサポートは，与えることと受け取ることの相互作用であり，その構造としてカーン博士とアントヌッチ博士がディビッド・W．プラース（Plath, D. W.）博士の考えを継承し，コンボイ（convoy）の概念を提案しています。コンボイとは，英語で軍艦・軍隊による護送のことですが，プラース博士は家族などの身近な他者を，ある人の人生のある段階を通じてずっとその人と共に旅をしていく独特な集団であり，親密な道づれ（convoys）として重要な

他者として位置づけ，同時に人生の確認のフィードバックとしての役割を担うことで，個人のキャリアを承認し，精神の安定に寄与している存在であると，中年期の日本人に対するインタビュー調査研究などから報告しています（井上・杉野訳, 1985）。コンボイ・モデル（**図3**）は，ソーシャルサポートが交換される社会的ネットワークを3つの同心円構造で示したものであり，自らを取り巻くさまざまな関係の人に守られながら，人生の局面を乗り切っていく様子を護送船団（convoy）になぞらえたものです。それぞれの円は，異なる親密性のレベルを示しています。

　最も内側の層ほど親密度が高くなっており，非常に重要なサポート提供者であると同時に，サポート受領者と見なされます。これらの人との関係は，役割要求（role requirements）を超えたものであり，ライフスパンを通じて比較的安定しているため役割変化の影響を受けにくく，さまざまなタイプのサポートが交換されます。2番目の円に所属する人は，ある程度の親密性があり，役割要求を単純に満たすサポート以外のものもしばし交換される関係です。最も外側の円に所属する人は，親密ではあるけれども，通常は役割に規定された方法でサポートが交換される関係です。

　また，人々の持つ自然な社会的階層は，サポートしてもらう者に対して個人的な好みがあると言われています。例えば，配偶者や子どもたちからサポートを受けることを好み，それが叶わなければ次は友人や近隣の人々に頼ることになるのです。これらの非公的なサポートのすべてを受けられない場合に限り，人々は公的な提供者からのサポートを求めることになるのです。これは，ノーバック博士のモデルの一部となっ

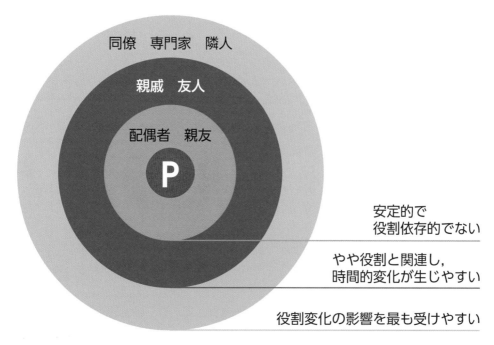

図3 ◆ コンボイ・モデル

〔出典：WEBサイト「スクールカウンセラー養成所」より引用，改変〕

ています。

　ノーバック博士の「臨床実践におけるソーシャルサポートの活用の研究を導く枠組み」（**図4**）には，アセスメント，計画・実施，評価が含まれており，看護実践に取り入れやすくなっています。この枠組み（モデル）では，個人の特性と状況の特性が，ソーシャルサポートに対するニーズと実際に利用できるソーシャルサポートを決めます。人口統計学的特徴というのは，アンケート調査などにおいて，調査対象者の性別・年齢・職業・家族構成といった社会的な特性を表すものです。孤独を好むのか，多くの親族や友人を必要とするのかなどの親密性に対するニーズや，ソーシャルサポートネットワークを構築し維持する能力や対処（コーピング）能力なども個人の特性に含まれます。

　状況の特性とは，仕事や家族関係による期待や要求，病気の状況や危機的状況の程度であり，状況によって必要とされるサポートの強さや期間を予測することができます。例えば，急性疾患の場合は，短期間ではあるが高いレベルのサポートを必要としますし，病気を持つ高齢者や終末期の場合には，長期的なサポートが必要になるという具合です。

　実際に利用できるソーシャルサポート，あるいは実際に利用しているソーシャルサポートでは，サポートの量を検討します。アセスメントでは，ソーシャルサポートのニーズに対して実際利用できるソーシャルサポートを検討し，ソーシャルサポートが適切であるか不適切であるかを決定します。ソーシャルサポートの必要量が，実際に入手可能な量よりも多い場合には，ソーシャルサポートが不適切であると判断される

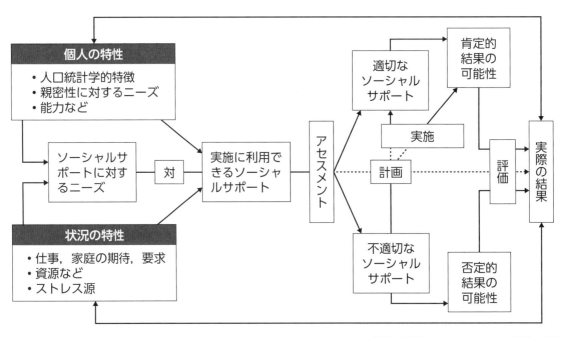

〔出典：野川，2019．p.142，より引用，改変〕

**図4 ◆ ノーバック博士の臨床実践における
　　ソーシャルサポートの活用の研究を導く枠組み**

というわけです。このような場合は，次に示すような内容を検討して計画を立てます。

①ネットワークメンバーに加える人はいるか

②現在のネットワークメンバーが，必要としている種類のサポートを補うことができるか

③方針を変更することができるか

④ネットワークメンバーとの関係を維持するために必要な対人関係の態度と技能を持ち合わせているか

⑤既存の自助あるいは支援グループを利用すること，または類似の体験にうまく対処した人と連絡をとることに対して受容できる力があるか

⑥もし固有のソーシャルサポートシステムからの手助けが利用可能で満足できないなら，どのようなサポートが必要か

⑦適切なソーシャルサポートネットワークを確立して維持するために，どのような長期的な助けが必要とされるか

　実施に関しては，ソーシャルサポートシステムを強めることと，直接のサポートを提供することに分けられます。同じ病気を経験した人々と患者会などの接触は，サポートシステムを強めることとなるでしょう。しかし，専門家によって直接提供されるサポートは，相互作用ではなく一方的に作用する一時的なものだと言われています。つまり，看護師が一時的に直接サポートを提供したとしても，患者さん自身がソーシャルサポートシステムをつくって維持することができるという，本来のサポートの目的達成には至らないのです。評価では，看護の実施がソーシャルサポートを増強することができているか，予測された健康面での肯定的な結果に至っているかという点について検討し，実際の結果を決定します。

　では，ノーバック博士が開発したモデルを，臨床実践のために患者さんの社会的側面である対人環境についての理解のためにガイドとして活用しましょう。アセスメントの際に注意しなければならないのは，サポートが得られているかどうかは主観的なものなので，患者さん本人にしか分からないという点です。ただ観察しただけでは判断できないので，患者さんの主観を引き出す必要があります。

アセスメントのポイント（情報の収集）

①個人の特性（年齢・性別・婚姻状況，宗教，文化，親密性に対するニーズ，能力，コーピング様式）

②状況の特性（仕事，家族の期待と要求，病気の状況や危機的な状況）

③ソーシャルサポートに対するニーズ

④実際に利用できるソーシャルサポート（サポートの量，サポートのタイプ）

問題点の整理

①その人がどのようなストレス源となる状況を抱えているか

②ソーシャルサポートに対して，どのようなニーズを持っているか

③現実に利用しているソーシャルサポートに対して，どのように認識しているか

④現実に利用できるソーシャルサポートに対して，どのように認識しているか

⑤ソーシャルサポートは適切か，不適切か

援助の方向性を見いだす

①予測できる健康面での肯定的な結果とは，どのような状態か

肯定的な結果に向けて計画し介入する

①患者さんのソーシャルサポートシステムが十分に機能しているか

②看護師にはどのような直接のサポートが求められているか

看護の実践と評価

看護の実践

①ソーシャルサポートシステムの強化

②看護師からの直接のサポート提供

評価

①ソーシャルサポートを増強することができたか

②予測された健康面での肯定的な結果は得られたか

4. 事例の紹介

◆プロフィール

　Aさんは70歳後半の男性です。肺腺がんのため入院加療の後，1年前の6月に退院し，訪問看護を利用しながら在宅療養をしていました。今年の7月に入り，両下肢にしびれと麻痺が出現し，胸部圧迫感により食事摂取も困難となったため外来受診し，再入院することになりました。

◆現在に至る病気の経過

　8年前に肝臓と腎臓の機能障害の診断を受け，定期的に外来通院をしていました。昨年の12月に咳と胸痛症状があり病院を受診し，肺腺がんステージ4の診断を受けました。診断された段階で手術の適応はないと判断されたためセカンドオピニオンを受けましたが，やはり手術適応ではないと判断され，地元の病院で抗がん剤治療を受けることとなりました。

　初回の抗がん剤治療を終えて今年の6月に退院し，訪問看護を受けながら在宅療養を継続していました。ところが，7月に入り「突然両下肢にしびれと麻痺が出現した」との情報が訪問看護師より救急外来に入り，救急車にて受診し緊急入院となりました。

◆医師からの病気の説明

　主治医から家族（妻と娘）に，CT検査の結果，脊椎と肝臓に肺がんが転移してお

り，食道や器官もがんにより圧迫されていることが分かったと説明されました。放射線などの治療は適応外のため，疼痛緩和のための投薬と点滴治療などの緩和医療が勧められました。Aさんにも，家族と同様に医師から病状が伝えられました。

◆現時点の全体像

半年前に肺腺がんステージ4の診断を受けて抗がん剤治療を受けましたが，退院後1カ月もたたない時期に脊椎と肝臓への転移が確認され，緊急入院しました。Aさんは，しびれのため自ら下肢を動かすことができなくなったことを自覚し，立ち上がり，歩くことができない状態だと理解できていますが，全身倦怠感や全身痛も伴っている症状を緩和し改善してほしいと思い，治療に期待を寄せて入院しました。以前より喫煙や飲酒の常習性はありません。

身長170cm，体重63kg，BMI21.8，嚥下機能に問題はありませんが，胸部の圧迫感により食事摂取が困難な状況となっています。

腎機能は悪化しておらず，自力排尿は可能なため尿器を用いて床上での排泄ができていますが，排尿行動により身体的な疼痛が増強するため，Aさんと相談して膀胱留置カテーテルを挿入しました。また，排便障害があるため，緩下剤の内服による排便調整を開始しました。肺でのガス交換は有効で，ルームエアの状態で酸素飽和度は95％です。時々，自力で排痰できています。

下肢麻痺により床上から自力で起き上がれないため，ベッドコントローラーを操作して上体の挙上や下降はできています。全身痛を伴うため体動は消極的ではありますが，もともと活動的な生活を送っていたため，ベッドの上で動かないことでの筋力の低下が推測されます。食事や排便での身体的活動の際には，呼吸回数が増えて息づかいが荒くなるので，負担を軽減するケアが必要となります。夜間は痛みを軽減する目的で医療用麻薬を用いていますが，短時間しか睡眠を確保することができていません。意識レベルは清明で，両下肢のしびれ以外に認知機能の障害などはありません。

Aさんは，学生時代からアマチュアレスリングで，何度も全国優勝を経験した選手でした。荒々しいスポーツをしていますが，見た目の印象とは違って自分はとても優しい人間だと思っています。親が営んでいたガラス屋を継いでおり，今は長男に家業を任せていますが，現役時代から自宅に作ったレスリング場で近所の子どもたちのためにレスリング教室を開いていました。学生時代にレスリングで果たした栄光は今でもAさんの誇りであり，近隣住民からの信頼も得られている自分に満足しています。家族の中では，家業のガラス屋を勤め上げ長男（独身）に継いだことで，先代としての役割を果たしたと自覚しています。今は，自宅のレスリング場に通ってくる子どもたちの指導者としての役割を果たしている自分に誇りを持っています。しかし，病気により動けなくなった自分を情けなく思い，このまま歩けないのであれば早く死んでしまいたいと思っています。

入院した夜は，帰省している娘が病室に付き添っており，「『もうあと２週間くらいだと思うから，楽に死なせてくれ』と言っています。相当つらい様子です」と，看護師にＡさんの気持ちが伝えられました。また，「『俺は安楽死したいけれど，日本じゃできない。眠らせてくれと伝えてくれ』と言っています」とのＡさんの意向が伝えられ，鎮静薬を投与し，短時間ではあるものの熟眠感が得られました。また，医療用麻薬を増量することで疼痛がコントロールできるようになりました。翌朝には酸素投与量も減量され，身体的に安定し，食事を８割摂取することができました。

　死をより身近なものと感じているＡさんは，死に対する不安はありますが，その苦痛を避けて通りたいと無意識的に感じているようです。また，大事にしているレスリングの指導ができないことや，子どもたちの成長が見られないことに大きなストレスを感じているようでした。

　入院２日目，主治医より妻に在宅療養も可能だと伝えられましたが，家族の療養状況などから病院で過ごすことを希望するとの意思が確認されました。

　入院３～６日目，医療用麻薬と鎮静薬の薬物療法にて，身体症状の調整が可能となっており，睡眠時間が確保できるようになっていました。

　入院７日目，主治医と家族の面談時にケアマネジャー（看護師）も同席しました。そこで，ケアマネジャーより患者さんの本音が語られました。

　「『今月末に，自宅のレスリング道場で指導している子どもが４日間の合宿をする。それを見届けてからあっちに逝きたい』と言っています。この１週間は体力を温存して，退院に備えたいと考えているようです」

　その言葉を受けて，病院のスタッフはＡさんと家族に意思を確認した上で，社会資源をフルに活用できるようケアマネジャーと調整し，さらに医療用麻薬の処方や調整のために病院医師の訪問診療を実施することとしました。

　入院15日目，退院し在宅療養に移行しました。

5. 事例のアセスメント：共感の概念を活用する

　この事例では，Ａさんとケアマネジャーである看護師とのラポールが確立されていることが分かります。患者であるＡさんは，肺がんを患っている状況下においても，身体的・精神的な主観的な健康状態は安定していると評価し，医療従事者や家族も客観的な健康状態を評価していました。ただし，健康状態を維持するためにはサポートが必要であることは明白です。

　Ａさんは，入院当初は身体的苦痛が強く，自らの価値や信念を優先する状態ではありませんでした。しかし，身体的な苦痛が軽減されたことで，人生をかけて取り組んできたレスリング指導の活動を締めくくるための生活を選択できたのです。信頼を寄

せるケアマネジャーに心の内を打ち明けたことで，ケアマネジャーである看護師に「Aさんの人生の締めくくりに協力したい」という共感が生じ，これまで経験したことがない終末期患者の在宅療養に対して，「任せてください！」と力強く協力する気持ちを表明しています。Aさんは，その反応を心強く感じ，家族にサポートを依頼する決心ができたのです。

　6月に退院して1カ月余りの在宅療養での看護師とAさんのかかわりの中で，第1段階の初期の出会い，第2段階の同一性の出現において，人間関係が築かれていたことが推測できます。7月に再入院した際にも，ケアマネジャーは病室を訪れていました。そこで，Aさんは病気の体験により人生の大事なものに改めて気づき，家族に世話をかけることを承知で，残り少ない人生は在宅で医療を継続しながら過ごすことを選択したいと考えたのです。そのAさんの考え方や生き方に共感したケアマネジャーが，共感の段階を経て同感の段階に至ったのです。

　Aさんの気持ちを深く知った上で，苦痛を和らげるためには，在宅医療に移行してレスリングの合宿を見届けることを実現することが，Aさんの自己実現につながるととらえています。まさに，このケアマネジャーとAさんの間には，ラポールが生じていると言ってよいでしょう。

6. 事例のアセスメント： ソーシャルサポート論を活用する（図5）

概念に基づく情報の収集と整理

個人の特性

　Aさんは70歳後半の男性です。妻と長男との3人暮らしで，自営業のガラス屋を長男に継承し，隠居生活を送っています。自宅に作ったレスリング場で近所の子どもたちにレスリングを教えており，近隣住民からも信頼を寄せられている立場にあります。

　コーピング様式としては，経営者の経験から物事を客観的にとらえることが得意で，判断力や決断力に優れ，問題中心コーピングをとる傾向があります。

状況の特性

　家業は長男に任せているので，入院することで仕事の継続に関して困ることはありません。しかし，7カ月前に診断された肺腺がんステージ4に対して抗がん剤治療を受けたにもかかわらず，退院して1カ月も経過しないうちに肝臓と脊椎への転移が見つかり再入院となりました。症状緩和を中心とした治療を行っていますが，全身の痛みを伴う苦痛は持続しています。薬剤治療による鎮静にて，短時間の睡眠は得られています。

　Aさんは，約半年前にがんを宣告されストレスフルな体験をした後，残された人生

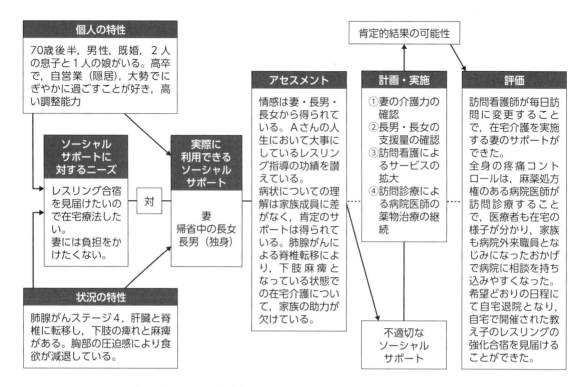

図5 ◆ ソーシャルサポート論による事例のアセスメント

をより精一杯生きていきたいと考えています。ある意味挑戦的な考え方をしてそのストレスを乗り越えたのですが，今回は自分の寿命があと２週間くらいだと認識し，生命の危機であることと共に，自分の人生をかけて取り組んできたレスリングの指導の成果に立ち会えない状況になってしまったことに，大きなストレスを感じています。

ソーシャルサポートに対するニーズ（必要なソーシャルサポート）

　レスリングの合宿を見届けるために，レスリング場のある自宅で過ごしたいという希望があります。一方では，妻に大きな負担をかけることに心を痛めています。

実際に利用できるソーシャルサポート（可能なソーシャルサポート）

・結婚して遠方に住む長女が，Ａさんの病状を心配して１カ月間の介護休暇を取得し帰省しているため，妻・長男と共に情動的サポートになっています。

・妻，長男，長女からは，人生の終焉についての肯定を得ることができていますが，在宅医療の助力に不足感を抱き，在宅介護への自信が欠けています。

・専門家による助力が必要になると推測することができます。

・在宅療養することで，「Ａさんは人生をかけて取り組んできた子どもたちへのレスリングの指導者として人生を締めくくることができる」というプラスの側面があります。一方，肺腺がん終末期の状態にありながら在宅で過ごすことは，疼痛緩和治療がタイムリーに調整できず苦痛が長引く可能性があり，看取りの瞬間に家族だけで受け止める覚悟や経験がないというマイナスの側面があると言えます。

健康面で肯定的な結果が得られるよう問題を整理し，援助の方向性を見いだす

・肺腺がん終末期であることから，身体的苦痛の緩和は欠かせません。

・開業医である主治医には，麻薬処方が不可能です。そこで，病院医師と連携し，定期的な訪問診療を利用するなど必要な緩和医療の提供を可能にする必要があります。

ソーシャルサポートに働き掛け，肯定的な結果に向けて計画し介入する

①妻の介護力の確認

②長男・長女の支援量の確認

③訪問看護によるサービス拡大の可能性の検討

④訪問診療による病院医師の薬物治療の継続

看護の実践と評価

　アセスメントの段階で不適切なソーシャルサポートの形を推察した上で，肯定的結果の可能性に向けて介入計画を立案し実施しました。その実践と評価は，次のとおりです。

・訪問看護師が毎日の訪問にスケジュールを変更することで，在宅介護を実施する妻のサポートができました。

・全身の疼痛コントロールは，麻薬処方資格のある病院医師が訪問診療することで，医療者も在宅の様子が分かり，家族も病院外来職員と顔なじみになったおかげで，病院に在宅介護の相談をしやすくなりました。

・訪問診療には，病院の外来看護師が診療の介助のため付き添います。単に診療の介助をするに留まらず，日常会話の中でＡさんや家族の悩み事を聴いたり，問題をとらえたりすることで，医療者間のコーディネーターとしての役割を果たすことができました。ケアマネジャーや訪問看護師も，病院看護師との連携が強化できました。

・Ａさんは希望どおりの日程で自宅へ退院し，自宅で開催された教え子のレスリングの強化合宿を見届けることができました。

・Ａさんは，この数日後に病状が悪化しました。病院で看取ることも選択肢の一つだと情報提供しましたが，家族は最期まで自宅で過ごすことを選択しました。

7. おわりに

　本項では，「共感」と「ソーシャルサポート」という中範囲理論を紹介すると共に，がん終末期のＡさんの事例を紹介しました。患者さんの価値観や態度の変化などは重要ではありますが，看護師が突き詰めて考察しない限り患者さんの言葉として表明されるものではありません。それだけあいまいなものであり，見えにくいものだと言え

ます。看護師が理論を活用して現象を理解することは，看護の質を向上させていくためにも大変意義深いものなのです。

　ソーシャルサポートについても，支援を与える側の満足と受け取る側の満足は一致するとは限りません。ソーシャルサポートのニーズは個人差があり，病名や症状によって決められるものではないのです。そのため，一人ひとりにとって必要なサポートをアセスメントしていくことが大切です。

　ソーシャルサポート論の定義は，場当たり的な操作的定義にとどまっていると知りました。多くの研究が重ねられているのも，その定義を探求するためなのかもしれません。しかし，私たち臨床で働く看護師は，研究者らが明らかにした理論を活用することで，その研究に貢献できるかもしれないと感じています。学生の皆さんも，学生のうちに多くの看護理論や中範囲理論を学んでおくことをお勧めします。

文献

Antonucci, T. C., Lansford, J. E., Ajrouch, K. J.（2000）／尾久征三（2007）．ソーシャルサポート（社会的支援），ストレス百科事典，丸善出版，p.1819-1822.

福地智巴．（2017）．がん専門病院の現場から．死の臨床，40（2），p.301.

橋本剛．（2005）．ストレスと人間関係．2，京都：ナカニシヤ出版.

野川道子．（編著）．（2019）．看護実践に活かす中範囲理論．p.142，東京：メヂカルフレンド社.

WEBサイト「スクールカウンセラー養成所」コンボイ・モデル
　http://maenoshinn.com/convoy-model/（2020年5月閲覧）

Travelbee, J.（1971）／長谷川浩・藤枝知子．（訳）．（2014）．トラベルビー　人間対人間の看護．191-232，東京：医学書院.

吉野純子，黒田裕子．（監修）．重要なところだけ，短時間でわかりやすく読む看護理論．p.106，名古屋：日総研出版.

索引

執筆者一覧

〈監修・執筆〉

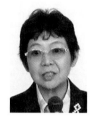 **黒田裕子**　看護診断研究会 代表

愛媛県出身。1991年聖路加看護大学大学院看護学研究科博士後期課程修了(看護学学術博士号取得)。同年東京医科歯科大学医学部保健衛生学科看護学専攻・助手(学内講師)。1993年日本赤十字看護大学助教授，1995年同大学教授。2003年北里大学看護学部教授，2004年同大学大学院看護学研究科クリティカルケア看護学教授。徳島文理大学大学院看護学研究科教授を経て，現職。

〈執筆〉

榊　由里	日本医科大学付属病院　看護部
松下美緒	総合病院　聖隷浜松病院　看護部
益田美津美	名古屋市立大学大学院　看護学研究科
福田和明	四天王寺大学　看護学部
杉田里絵	戸田中央医科グループ　本部　看護局
山田紋子	静岡県立大学　看護学部
北　素子	東京慈恵会医科大学　医学部看護学科
江本リナ	日本赤十字看護大学　看護学部
上澤悦子	京都橘大学　看護学部
出口禎子	放送大学（前・北里大学　看護学部）
古川秀敏	関西看護医療大学　看護学部
中野由美子	聖隷淡路病院　看護管理室

（執筆順）

臨床活用事例でわかる中範囲理論

2020年7月10日 発行　　第1版第1刷

監修・執筆：黒田裕子（くろ だ ゆう こ）©

企　画：日総研グループ

代　表：岸田良平

発行所：日 総 研 出 版

本部　〒451-0051 名古屋市西区則武新町 3－7－15（日総研ビル）　☎ (052)569－5628　FAX (052)561－1218

日総研お客様センター　電話 ☏0120-057671 FAX ☏0120-052690　名古屋市中村区則武本通 1－38　日総研グループ縁ビル 〒453-0017

札幌	☎ (011)272－1821　FAX (011)272－1822
	〒060-0001 札幌市中央区北1条西 3－2（井門札幌ビル）
仙台	☎ (022)261－7660　FAX (022)261－7661
	〒984-0816 仙台市若林区河原町 1－5－15－1502
東京	☎ (03)5281－3721　FAX (03)5281－3675
	〒101-0062 東京都千代田区神田駿河台 2－1－47（廣瀬お茶の水ビル）
名古屋	☎ (052)569－5628　FAX (052)561－1218
	〒451-0051 名古屋市西区則武新町 3－7－15（日総研ビル）
大阪	☎ (06)6262－3215　FAX (06)6262－3218
	〒541-8580 大阪市中央区安土町 3－3－9（田村駒ビル）

広島	☎ (082)227－5668　FAX (082)227－1691
	〒730-0013 広島市中区八丁堀 1－23－215
福岡	☎ (092)414－9311　FAX (092)414－9313
	〒812-0011 福岡市博多区博多駅前 2－20－15（第7岡部ビル）
編集	☎ (052)569－5665　FAX (052)569－5686
	〒451-0051 名古屋市西区則武新町 3－7－15（日総研ビル）
商品センター	☎ (052)443－7368　FAX (052)443－7621
	〒490-1112 愛知県あま市上萱津大門100

この本に関するご意見は，ホームページまたは
Eメールでお寄せください。E-mail cs＠nissoken.com

研修会・出版の最新情報は

www.nissoken.com

日総研　検索

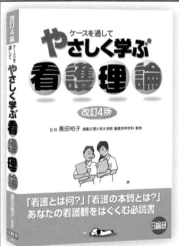

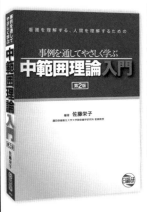

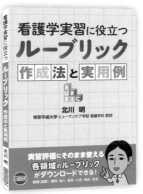

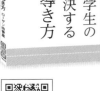
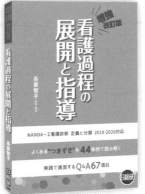

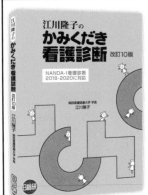
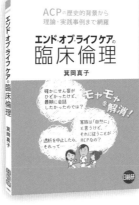

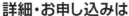